捏　　　捏　　　就　　　能　　　瘦

U0338027

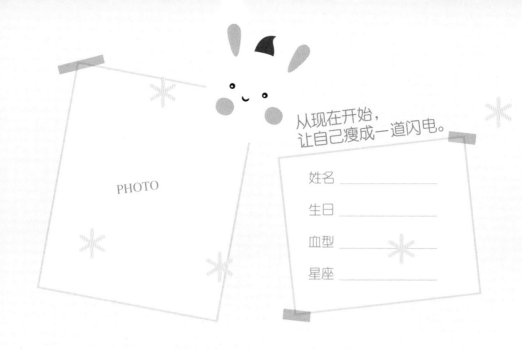

从现在开始，
让自己瘦成一道闪电。

PHOTO

姓名 _____

生日 _____

血型 _____

星座 _____

	现在	目标
身高	cm	cm
体重	kg	kg
体脂肪率 [1]	%	%
头颈围	cm	cm
上胸围	cm	cm
下胸围	cm	cm
腰围	cm	cm
臀围	cm	cm
大腿围	cm	cm
小腿围	cm	cm
脚腕	cm	cm
上臂围	cm	cm

[1] 体脂肪率＝〔（腰围 x 0.74－总体重 x 0.82 + 34.89）÷ 体重〕x 100%　　注：腰围（cm）　总体重（kg）

	年龄	偏瘦	标准	偏胖	过胖
女性	18 ～ 39 岁	5% ～ 20%	21% ～ 34%	35% ～ 39%	40% ～ 45%
	40 ～ 59 岁	5% ～ 21%	22% ～ 35%	36% ～ 40%	41% ～ 45%

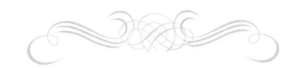

捏捏就能瘦

莫雨平 著

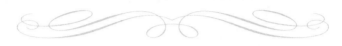

江苏凤凰科学技术出版社

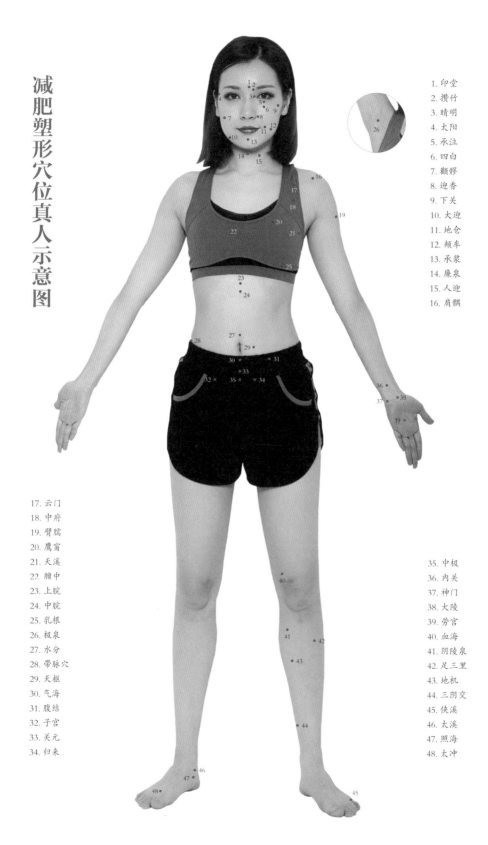

减肥塑形穴位真人示意图

1. 印堂
2. 攒竹
3. 睛明
4. 太阳
5. 承泣
6. 四白
7. 颧髎
8. 迎香
9. 下关
10. 大迎
11. 地仓
12. 颊车
13. 承浆
14. 廉泉
15. 人迎
16. 肩髃

17. 云门
18. 中府
19. 臂臑
20. 膺窗
21. 天溪
22. 膻中
23. 上脘
24. 中脘
25. 乳根
26. 极泉
27. 水分
28. 带脉穴
29. 天枢
30. 气海
31. 腹结
32. 子宫
33. 关元
34. 归来

35. 中极
36. 内关
37. 神门
38. 大陵
39. 劳宫
40. 血海
41. 阴陵泉
42. 足三里
43. 地机
44. 三阴交
45. 侠溪
46. 太溪
47. 照海
48. 太冲

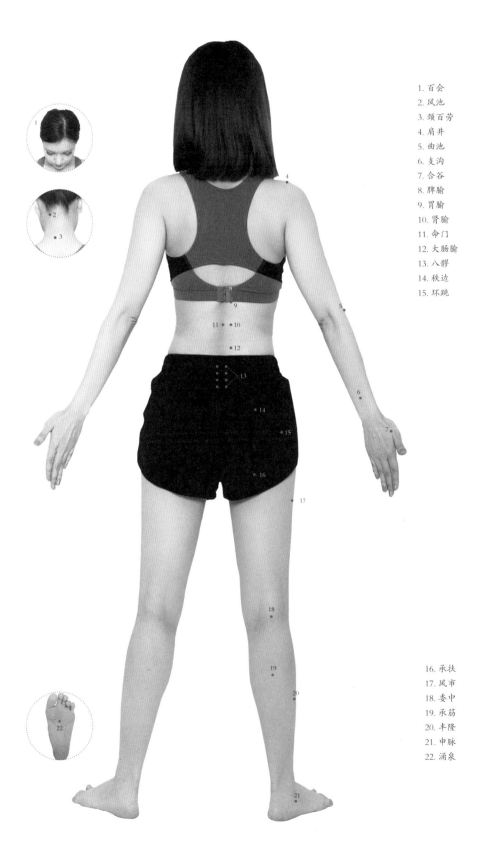

1. 百会
2. 风池
3. 颈百劳
4. 肩井
5. 曲池
6. 支沟
7. 合谷
8. 脾腧
9. 胃腧
10. 肾腧
11. 命门
12. 大肠腧
13. 八髎
14. 秩边
15. 环跳

16. 承扶
17. 风市
18. 委中
19. 承筋
20. 丰隆
21. 申脉
22. 涌泉

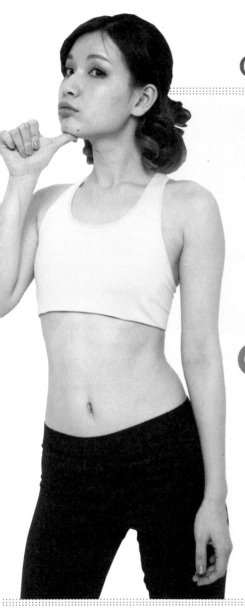

CONTENTS 目录

CHAPTER 1 没有谁注定是胖子

CHAPTER 4 从头到脚，让傲娇之处靓起来

CHAPTER 5 难言之隐没解决，谈什么"享瘦"

CHAPTER 6 懒人必学的一技之长

APPENDIX 加快减肥步伐

减肥最重要的不是毅力，而是方法

学医十年，坐诊四年来，很多认识的人都问过我：你一个小姑娘干吗学中医，那不是老头老太太研究的东西吗？一开始被问到的时候，我还会针对这种错误观点辩驳一下，比如——列举中医的好处以及适用于年轻人的中医保健和治疗方法。后来被问的次数太多了，我觉得我应该换个思路来让大家认识中医，于是有了您眼前的这本书。

对广大女性朋友来说，拥有苗条的身材是一生的追求。许多向我咨询的女性朋友，都对自己的身材表示不满，她们不止一次地向我提出："医生，能不能让我再瘦一点儿？""医生，我觉得自己胳膊好粗、屁股好大，怎样才能让身材变好呢？"她们对改善身材的渴望溢于言表。

大多数人会认为，胖是因为身上的赘肉太多，我少吃点多运动运动，尽量少让摄入的营养物质转化为脂肪，身上就不会有那么多赘肉，人自然就瘦了。我曾经也是这样认为的。学医之后我才知道，身上的赘肉并不都是脂肪。脂肪、水钠潴留、代谢废物，都会在身上堆积，导致身材横向发展。其实，体内循环不畅，才是导致肥胖的"元凶"。

体内循环不畅是指食物、水分和血液，呼吸产生的二氧化碳及新陈代谢产生的废弃物不能及时排出，比较突出和明显的表现有：肾气不足导致的水分代谢不畅，让腰背部看起来"虎背熊腰"，让下肢变成"萝卜腿"；淋巴循环不畅导致的副乳、双下巴；水分和代谢废物混合之后形成的橘皮组织，不仅让人显得胖，连肤质也跟着变差了。

大家都说运动和节食是肥胖的克星，听完我对肥胖的解释，你还相信这一说法吗？运动可以消耗脂肪、锻炼肌肉，但如果肥胖本身就不是脂肪引起的，运动又怎么能减肥呢？节食可以暂时减轻体重值，但易反弹不利于健康，减的都是毛重没有直达肥胖的核心。

说了这么多，女性朋友们肯定忍不住了，那究竟怎样减肥才是最好又最有效的呢？

其实，这些由肥胖带来的损美性问题，利用中医穴位按摩就可以解决，不是什么神秘的方法，也不需要大费周章。

中医穴位按摩由来已久，将其利用于减肥，并非我独创，我只是对美略有追求，于是经过学习教材、请教专家、亲身实践、临床验证总结出了一套穴位按摩瘦身法。

我把这套方法取名为"捏捏瘦身法"，它利用穴位按摩调理人体的生理机能，通过改善体质来解决体内循环不畅的问题，遵循中医一通百通的原则，体质改善人自然能瘦下来。在此基础上，辅以针对各部位的按摩瘦身手法、美容手法，完成姐妹们既想瘦又想美的双重心愿。

我每天都坚持做简单的捏捏穴位动作，从保养肌肤，到保持身材，我都从中得到了极大的好处。慢慢地，我身边的闺密、小姐妹们都来向我讨要青春不老招数，以及海吃不胖的小秘诀。我毫无保留地向她们传授方法，并手把手地给她们指点穴位，这群爱美的姑娘倒也坚持了下来，毕竟，每天只需3～5分钟，就能越变越窈窕，小成本大回报，何乐而不为呢？

　　这本书中所介绍的方法都是以中医为理论依据的，为了便于理解和实际操作，将本书内容做了如下安排：第一，根据我四年来的调理经验，挑选32种最常见的损美性问题，最大化地满足读者的实际需求；第二，按摩方法强调简单有效，所有方法都经过了反复验证；第三，很多女性的难言之隐都可以在书中找到对应的按摩手法；第四，全程指导真人实拍，详细展示了每套按摩方法的步骤及分解动作，力求让读者一看就懂，一学就会；第五，在穴位按摩基础上推荐几种常见的瘦身运动，巩固按摩效果；第六，公开"捏捏瘦身法"的核心理念，让读者知其然且知其所以然。

　　现在，我将这套"捏捏瘦身法"呈现给有需要的人。因水平有限，书的内容无法面面俱到，恳请广大读者海涵，并为这本书提出宝贵的意见。

　　感谢王灵雅为"捏捏瘦身法"的好处现身说法，并为我们做真人演示，方便读者按图操作。感谢艾丽瑾服装赞助，让代表传统文化的穴位按摩能以时尚的面貌呈现。

　　最后，希望"捏捏瘦身法"给广大女性朋友带来美丽和令人惊喜的改变。

莫雨平

2014 年 6 月 20 日

减肥，不只是为了拥有美丽的外表

作为模特，工作的节奏跟朝九晚五的上班族有所差异，但爱美的心和所有女孩子是一样的，每次跟闺密聚会我们都会互相交流美容、护肤的心得，谁不希望自己可以更加漂亮呢？

靓丽的容颜和曼妙的身材是必须自己努力保持的。为了维持窈窕身姿，我尝试过非常多的方法。我压缩食量，虽然初期效果很明显，但到后来，把胃都搞坏了，恢复正常的饮食之后，反倒还长胖了好几斤；那时候也听人家说去看中医或西医的减肥门诊，但是那些减肥门诊都要固定时间去就诊，而且还要长期去，我平常拍摄工作非常忙，根本没时间常常去。

后来，我跟闺密见面的时候，我看她身材保持得很好，而且气色看上去也很不错，我就赶紧向她讨教。在闺密的介绍下，我认识了莫雨平博士。莫博士有多年的从医经验，她教我用穴位按摩的方法减肥，她还特意嘱咐我，无论多忙，每天都要抽出三五分钟做按摩。

以前只知道中医博大精深，从来没试过中医按摩。在莫博士的指导下，我坚持了一小段时间，几天之后，我就发现身体开始有一些细微的改变，腰部、腿部、手臂的线条似乎变得紧致了，这让我欣喜不已。最让我乐于坚持的一点是：捏捏按摩法根本不用节食，在家看韩剧的时候，或者等待拍摄的间隙，随时随地都能进行，一点不耽误时间。坚持一段时间后，我惊奇地发现：我的下巴越来越尖了，身上多余的肉肉也慢慢消失了，身体也更加轻盈了。让我狂点赞的一点是，我的皮肤也好了很多，脸色也更加红润了。连化妆师都夸赞我皮肤变好，上妆也更加容易了呢，真是要偷着乐啦。

现在，我养成了一个很好的习惯：每天早上洗脸的时候，捏一捏脸部的大迎穴、迎香穴，既可以消除眼部的浮肿，又可以促进脸部的血液循环，使面色红润；晚上休息的时候，趁着看韩剧的空当，揉一揉腿上的三阴交穴，不但能减肥，对女性而言还有一定的保健功能。不过，不要以为坚持"捏捏"就相当于拿到了永远的瘦身卡，"捏捏"的同时，还要配以清淡的晚餐，有条件的话，要做适当的体育锻炼，这样，才能收到更好的减肥效果。

所以，莫雨平博士邀请我来为她的新书做穴位按摩演示的时候，我想都没想就答应了。穴位按摩法我运用得得心应手，拍照演示当然不是问题，而且我真心希望把这样的一个好方法和大家分享，让更多的女孩子能跟我一样获益于捏捏减肥法，既瘦身又健康，何乐而不为呢？

非常荣幸这次有机会跟莫雨平博士合作，希望我和大家分享的这一点点体会能够帮助到身边爱美的女生。每个女孩子都有权利去实现心中梦幻的憧憬和玫瑰色的公主梦，那就跟我一起，从实施减肥计划开始吧。

王灵雅

2014 年 6 月 22 日

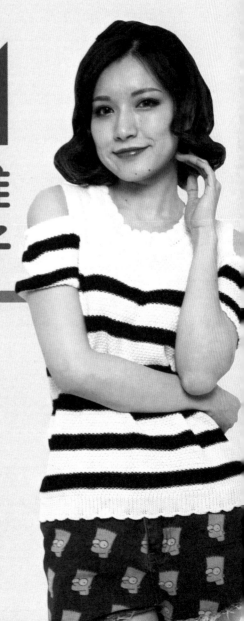

第一章
C/H/A/P/T/E/R

1

没有谁
注定是胖子

✿ 90 天捏瘦自己，熬过去，就成功

　　妆容清爽，端庄雅致，笑容温婉，谈吐不俗……"女神"的种类千千万，可共同的特点无非是：好身材！再多锦上添花之物，如果没有好身材做依托，也只会让人摇头感叹：离女神还差得远着呢！

　　人人都想做白富美，奈何不知不觉间大家都有了点土肥圆的气质，罪魁祸首就是赘肉！赘肉的囤积，我们常常是后知后觉，但是它的出现又是跟我们的生活习惯直接挂钩的。繁重的工作压力，不规律的作息，久坐，过度劳累，这些都是导致肥胖的背后黑手。很多白领女性不吃早餐，中午因工作太忙只好草草吃些快餐，晚上常常还会有躲不掉的饭局，茶余饭后也没有时间运动，时间长了，肉肉自然就囤积了。除了不健康的饮食习惯之外，暴饮暴食、吃饭速度过快，都会造成肥肉囤积。

　　靠改变生活习惯来减肥，也许不能立竿见影，但是，选择正确的减肥方式，却能够让你成功减肥不反弹。

　　按摩减肥法是由来已久的中医疗法，健康且安全。人体有十二正经和 409 个穴位，经常疏通经络能够行气活血，改善身体的健康状况。经常按摩穴位能够促进人体的新陈代谢，祛邪扶正。揉捏刺激特定的穴位，能加快经络的疏通，进而刺激神经传导，让淋巴液和气血的循环更加通畅，体内多余的脂肪就会随之分解、燃烧，并以大小便、汗液的形式排出体外，进而达到排除毒素、塑身减肥的目的。利用穴位按摩，每天捏捏不出汗，不但能随时随地对抗肥肉，做最完美的自己，还能保证身体必需的营养素得到充分供应、维持身体的各个器官正常的新陈代谢，而且完全不伤身体。

　　也许我们会习惯性地认为，减肥太难，耗时长，见效慢，真的是太难坚持了。

也许丑小鸭变白天鹅是遥不可及的童话，但是想要拥有窈窕的曲线并非不可实现。"捏捏计划"其实就是帮助大家在生活细节中逐渐养成健康瘦身的习惯，坚持下去，不但对减肥能起到事半功倍的作用，还有助于脏腑机能的正常运转。

许多想快速减肥的女性朋友都会尝试减肥产品，其实，任何减肥产品都深谙女性的心理，从不吝啬用最夸张的语言来刺激消费者敏感的神经，仿佛天方夜谭的传奇在每个人身上都能够出现，也有很多的姐妹们不惜重金购买减肥产品。这种快速瘦身的方式短期之内虽然能够看到较明显的成果，然而不当的瘦身方式对于身体的伤害不容小觑。

通过节食或者服用减肥药物等方法进行减肥会造成体内新陈代谢失调，皮肤会因为体内营养成分的不足或荷尔蒙的代谢失常，出现松弛、粗糙、长痘痘等问题。体重快速减轻还会对荷尔蒙的代谢产生影响，最常见的是女性月经周期紊乱、闭经等。此外，由于营养摄入不足，以及体内水分的大量流失，会导致肝、肾功能失调。

所以，给自己 90 天的时间去尝试捏捏减肥吧，或许是个彻底变瘦的机会呢。把自己的"大甩卖"精神拿出来，每天捏一捏，把身上的肥肉、赘肉及时清仓。启动享"瘦"全方案，你真的可以做最赞的自己！

❤ 管住一张嘴，真的能快速减肥吗

在城市写字楼的格子间里，即使是深夜也仍然有很多职场"白骨精"在拼命：拼命做策划，拼命写方案，甚至为了更精巧的身材，她们在拼命减肥。使用的减肥方法中，节食首当其冲，姑娘们坚持每天都吃得更少一点。而她们对此美其名曰：若不今日付苦水，何得明日春光媚。真是教人心疼却也无可奈何。

每天摄取的能量低于所消耗的热量，体重一定会减轻，但是节食会造成体内蛋白质、矿物质和维生素摄入不足，导致营养不良。号称"美容大王"的台湾艺人大S徐熙媛，为了减肥，每天只吃一根香蕉，结果几度因低血糖入院，而港台一些艺人，也常常因为要保持身材，在饭桌上暗暗较劲，看谁会吃得更少一点，几片简单的菜叶，就是她们全部的午餐了。但她们当然不会把自己体力不支的窘态展现出来，展现给我们的只是光彩照人那一面。

姐妹们，不要再偷偷地压缩自己的食量了，这是在折磨自己，别说你还不知道节食减肥对身体的负面影响。

节食减肥，虽然初期体重会因为节食而快速减轻，但是，由于身体无法摄入足够的热量和营养，因此会消耗体内的肌肉组织和营养素，来供给身体对营养的需求。机体蛋白质的消耗会引发代谢紊乱，身体各个脏器无法正常运转，严重时可危及生命。过少的进食，会使胆汁分泌量不足，增加患胆结石的可能性。而且，还会使肝肾的排毒能力大大减弱。

节食会导致机体缺少维生素，导致体内胶原蛋白合成出现障碍，皮肤也会因此失去弹性及光泽。人体也会因为缺少足够的维生素而使抵抗力下降。

除此之外，节食减肥极易反弹，长期节食会使身体缺乏营养，为了维持生命的正常活动，身体基础代谢率会降低，体质甚至会转成易胖体质，这也是姐妹们减肥遇到瓶颈的原因。这时候，很多人会自暴自弃，开始恢复正常饮食。而此时脂肪细胞由于长时间被抑制，只能是更加快速地成长。而节食导致的较低的基础代谢率，会使脂肪变本加厉地堆积起来。

瘦身和健康应该是相辅相成的，弱柳扶风的林黛玉之美，早已经不适合这个崇尚健康的时代了。经络和穴位，是中医文化的冰山一隅，它鼓励并指导现代女性利用正确的方式，成为自己的营养减肥师。它科学、健康的减肥理念，能不露痕迹地改变你的不良生活习惯。在各种场合，只要没有人注意到你，都可以捏一捏，每天只需坚持做几分钟，既不用出汗，也不用忍受饥肠辘辘，就能体验到妙趣横生的成就感。美食，本就是生活的一大乐事，你不必因为多吃了几口而担心多摄入了多少卡路里，你完全可以痛痛快快地享受这难得的放松机会，只是别忘了，饭前、饭后捏一捏。

在每天捏一捏的安闲自在里享受生活的惬意，还是气喘呼呼地奔波在健身房，或者在度日如年的节食生活中恐慌忧虑？这个问题留给你。瘦身，不必割舍快乐。

❤ 好气色——美丽的必要驱动

在社交场所屡屡碰壁的原因可不只是"身材不够好"那么简单，你散发的气场决定了别人对你的第一印象。没气场、没活力的"软趴趴"形象，或者面色黯淡的"黄脸婆"形象，都不是一个活力十足的美女该有的模样。

达·芬奇曾经说过："人体是大自然最完美的造物，包括形体与容貌的自然美。"人体是女娲造物的恩赐，女生爱美的天性从小就开始展露出来。可是，美不单指容颜出色，更是一种健康的生活方式的彰显，要面色红润有光泽，要身姿窈窕但是又不能太过瘦弱。如此一来，单纯的减掉赘肉是远远不够的。

所谓的身形窈窕，也并不是瘦那么简单，常有人因为减肥方法不当，瘦是瘦了，可是催生了失眠、水肿、便秘等并发症，健康不再，这也是非常不可取的。

捏捏减肥，遵循的是中医脉络的理论，倡导的是一种健康自然的生活方式。经络的疏通和穴位的刺激会使你更加漂亮，比如，经常揉按太阳穴，可以排水消肿，提亮暗沉的面色；经常按摩鼻翼两侧的迎香穴有助于调整肤色，改善面色蜡黄的症状；按摩靠近下巴两侧腮部的大迎穴，可紧实皮肤；按揉小腿上的足三里穴，不仅调理脾胃，还能补益气血，改善肤色。每天只要轻轻地捏几下，坚持下来，就能对健康状况起到很好的改善作用。我们要瘦身，但也要美。

女孩子总是喜欢在自己的脸上涂抹各种功效的化妆品。使用市面上的化妆品虽然能立竿见影地遮住肌肤的瑕疵，提亮肤色，但它对皮肤有较大的刺激性，容易导致发炎、过敏反应。要想让自己看起来更精神，可不是直接拿走几瓶化妆品就能搞定的。

女孩子还要学会用合理正确的方式调养自己的身体。没有烦人的赘肉，又有好的气色，这才是你最想要的减肥美容法。

意志力是赘肉最大的死敌

减肥的志向恐怕人人都有，但是有一颗从一而终、坚持到底的心，可就不是谁都能具备的了，浅尝辄止也好，半途而废也罢，能坚持到瘦身成功的那一天，还真是需要一点"女汉子"的意志力。

"女汉子"是一个很可爱的词，常用来形容一些外柔内刚的女孩，这是对新女性的一种赞美。坚强、独立、有担当、立志要做职场"女汉子"的姑娘，可不能在减肥的路上半途而废。

不会打扮没男朋友？身材差影响交际？"女汉子"们醒醒吧！你可以不做众人眼中的木偶娃娃，但是坚强的意志力可是一款必备神器，展露个性的同时让自己变得精致有魅力，在这个充满活力的季节，俏皮惹人爱才是该有的姿态，灵活健康才是青春的样子，"女汉子"也要逆袭！

"捏捏减肥法"采用的是中医的经络疗法，就算你不太了解中医文化也应该知道，中医调理讲求小火慢熬，需要持之以恒，隔三差五的蜻蜓点水不可取，一定要有女汉子的毅力，要把对美丽的追求放在心上，坚持一段时间后，就可以站出来用效果说话，给意志力爆棚的自己点个赞。急于求成只会使自己慢慢失去信心。

女孩子要在适当的时候知道如何优雅娴静地绽放自己，除了要让自己的五官变得精致美妙，也要关爱自己的身体状况，爱惜自己，不一定非要去美容院，私下里自己坚持着捏捏身上的穴位，也能找回更加美丽健康的自己。

❤ 邀请闺密一起来，减肥事业永不泄气

常有女生抱怨，有时候明明自己已经下了很大的决心要减肥，可是身边的闺密大吃特吃，男朋友也总是拉着自己打牙祭，慢慢地，自己就放弃了"要变瘦"的目标……哀减肥之多艰，苦于无人加油鼓气，只能自己落寞地忍受着越减越肥的煎熬。

或许，你应该动动脑筋想想这个问题了，根据吸引力法则，你散发出什么样的能量，就能吸引来跟它匹配的对象。何不赶紧拉着闺密与自己一同加入减肥的

大军中呢？互相鼓励、互相支持，才能促进减肥计划的实施。

闺密，这是属于女孩子的最甜蜜的称呼，当然也不乏男孩子被列入其内。哭笑的时候，总有闺密陪在身边，可以互相说内心最最私密的话，可以讨论各种流行，可以大张旗鼓地批判男人，可以在餐厅里笑得前仰后合，即使什么都不说，也不会感到尴尬。

但是你减肥路上最大的绊脚石也是闺密，有木有！看你挨饿给你送吃的，看你为了减肥折磨自己为你捏汗，看你面色暗黄觉得你是饿过头……如果不想自己的减肥计划落空，就拉着闺密一起来吧，捏瘦自己的时候你可以不再孤独，你不用再独自承受不能美餐一顿的遗憾，而是可以跟闺密一起捏捏，互相提醒，互相支持，这样，你的减肥计划才能如期实施。

"捏捏减肥法"一部分需要按摩的穴位需要小伙伴帮助才能完成，这样一来，求助家人或许会引来不耐烦，而在减肥的康庄大道上并肩作战的闺密正是首选，这个时候你也会由衷感慨"get了一项闺密的新功能"。

召唤出自己的闺密，共奔"捏捏减肥路"吧，等到达到目标体重的那一天，还要美美地一起穿闺密装出行呢。

让按摩功效倍增的秘密武器

"捏捏减肥法"的主要理念是健康不伤身，它是一个综合性的调理法，但并不代表只掌握手法就可以，按摩过程中的一些禁忌和注意事项，对按摩效果起着至关重要的作用。

　　我在介绍一些取穴手法的时候，通常会引入"寸"的概念，中医取穴用的都是同身寸的方法，是以本人体表的某些部位折定分寸，作为量取穴位的长度单位。拇指同身寸，也就是针灸取穴比量法，出自《千金要方》。取穴时，以患者拇指指关节的宽度作为 1 寸，即拇指同身寸，此取穴法主要适用于四肢部的直寸取穴；食指与中指并拢为 1.5 寸；食指、中指、无名指和小指四指并拢时，四指横量作为 3 寸，以此类推。

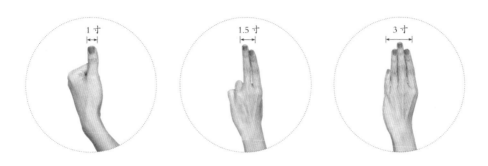

　　以上所说的"寸"，并没有具体数值。"同身寸"中的"1 寸"在不同的人身体上都是不同长短的；较高的人"1 寸"要比较矮的人的"1 寸"要长，这是由身体比例来决定的。所以，"同身寸"只适用于个人身上，不能用自己的"同身寸"在别人身上来找穴位，这样做是找不准穴位的。

　　另外，人体上的很多穴位是对称分布的，比如迎香穴在鼻翼两侧；肾腧穴、脾腧穴等在背部对称分布；足三里穴在双腿外侧各一个；涌泉穴在左右两脚各一个……对称分布的穴位，我在内文对应的章节取穴方法部分已做详细的介绍，这些穴位在按摩的时候要注意左右两侧穴位都要按摩。

　　一些读者可能会有这样的疑惑：每天是不是都要花费很长的时间按摩这些穴位才会收到"捏瘦"的效果？常规情况下，解决局部问题的对症穴位按摩的时间一般为 5 ～ 8 分钟；按摩的时间也并不是越长越好，依照不同的穴位特性会有不同的时长，涉及具体内容时，我会在后面的章节做详尽的介绍；按摩力度要以自己实际可以承受的力度为宜；按摩的节奏应该尽量平缓，按经络循行的方向或者血液的向心方向按摩。

另外，"捏瘦"按摩虽然可以随时随地进行，但是，最好的按摩时间其实是早上或者晚上饭后一小时，此时按摩可加速人体新陈代谢，按摩效果事半功倍；太饿或者太饱的状态下按摩穴位，身体可能会因此产生不适应的感觉。

一些特定人群不适于接受"捏瘦"按摩：比如处于过度疲劳状态者，孕妇，月经期的妇女，伤病者。这些特殊时期身体的机能会严重损耗，坚持按摩可能会适得其反。当然，在女性生理期可以按摩一些特定的穴位，诸如太冲穴、地机穴、子宫穴、归来穴等，但要把握好适宜的力度及时长，才可以有效缓解痛经的症状。

减肥瘦身没有一劳永逸的办法，再健康的方式也需要以遵循按摩原则为前提，以上提到的非常关键的注意事项姐妹们一定要注意，严格遵守，坚持到底，才能捏出让自己满意的身材。

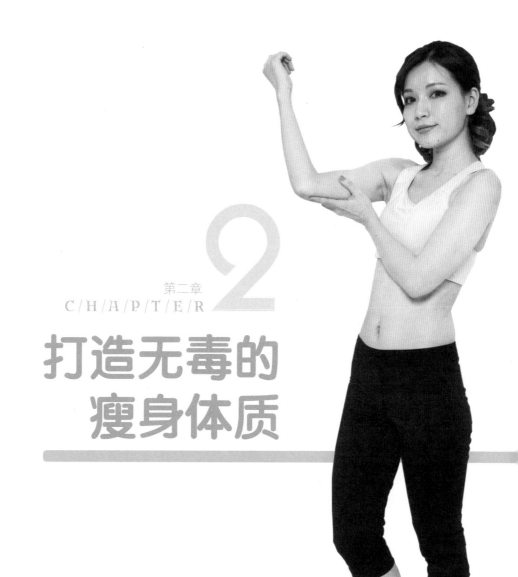

第二章

C/H/A/P/T/E/R 2

打造无毒的
瘦身体质

✿ 告别水肿，让身体更轻盈

大多数美眉看见自己的体重数字不断增加，心里发愁，嘴上嚷嚷要减肥，但一直不见行动。减肥很难迈出第一步的主要原因是觉得减肥很困难，正所谓"长肉容易甩肉难"。但如果我告诉你，导致你不断增重的是水分而不是脂肪，只要有所行动，水分很容易就能减掉，你对减肥是不是立马信心大增了呢？

✿ 原因大起底

现代都市人不良的生活习惯：缺乏运动、久居空调屋、食荤多于食素，导致脾胃无法运化水湿，肾脏无法代谢水湿，湿气和浊气在体内积聚，形成水钠潴留。这种情况下的肥胖，大多有浮肿、皮肤松弛等表现，而且体重上升快。好在这样的肥胖是最好消除的，只要排出体内湿浊之气，体重很快就能降下来，继续强健脾胃和肾脏功能，水湿难再滞留，肥胖也不会反弹了。如此轻松就能减肥，你是不是心动了呢？

【目标人群】水肿导致肥胖者。

【作　　用】排出体内水湿，增强新陈代谢，消除身体水肿。

【按摩目的】告别水肿，还身体轻盈。

【建议时间】

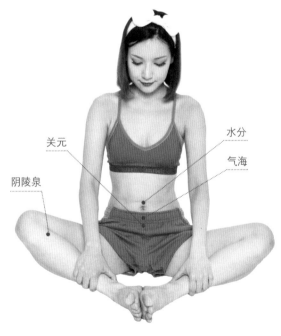

关元

水分

气海

阴陵泉

取 穴	功 效
水分	属任脉，位于上腹部，前正中线上，肚脐正上方1寸，一横拇指宽处。	利水祛湿，刺激肠胃，有效排除体内多余水分，促进体内脂肪和废弃物的代谢。
阴陵泉	属脾经，位于小腿内侧，膝下胫骨内侧凹陷处，与阳陵泉穴相对，左右各一。	缓解腹痛、泄泻、小便不利、水肿、月经不调等症状。
气海	属任脉，位于腹部，前正中线上，肚脐正下方1.5寸处。	大补元气，补血填精，助消化，燃脂肪，可辅助治疗小腹疼痛。
关元	属任脉，位于腹部，前正中线上，肚脐正下方3寸处。	培元固本，补益下焦，消除腹部脂肪，可辅助治疗月经不调、痛经、腹痛等不适。

步 骤

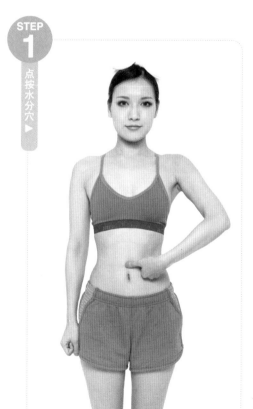

STEP 1 点按水分穴 ▶

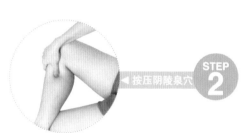

◀ 按压阴陵泉穴 **STEP 2**

取坐姿，拇指指腹按压阴陵泉穴，另外四指环住小腿，每次按压持续30秒钟，连续按摩两次，直至阴陵泉穴部位出现针刺一样的酸胀、发热感。左右腿穴位交替按摩，持续2分钟。

拇指按于水分穴，以个人能承受的力度按揉，停留10秒左右松离，持续按压2分钟，以局部有酸胀感为宜。

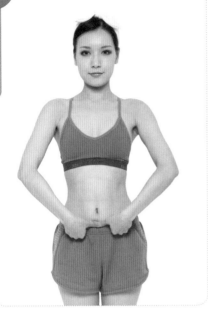

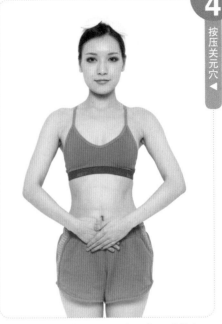

双手拇指交叠置于气海穴上，以个人能承受的力度慢慢按揉约 1 分钟，至发热为宜。

双手手掌叠加，以个人能承受的力度按压关元穴，停留 7 ～ 8 秒之后慢慢松离。反复按压 2 分钟。

🕐 按摩 TIPS

除坚持按摩外，还要保证充足的睡眠，这对消除水肿很有效。

🍴 食物加分

- 碱性体质者，可饮用苹果醋来平衡身体的酸碱值、利尿除湿。
- 薏仁煮水代茶饮，可以帮助身体排出多余的水分，简单又有效。
- 红豆富含维生素 B_1、蛋白质及多种矿物质，可促进肠道蠕动，利尿消肿。可单独食用，也可和薏仁一同煮水代茶饮。

疏通淋巴系统，橘皮组织不再来

　　橘皮组织、水肿、体寒……许多女性都曾经或正在受这些问题的困扰。你可知道，这些平时生活中看似毫无关联的小毛病，都是淋巴疏通不畅导致的。尤其是橘皮组织，其实你身上本来也没有太多赘肉，但是因为可恶的淋巴堵塞，硬生生地给人肥肥的感觉。你还在等什么？是时候疏通淋巴系统，打败肥胖了！

✿ 原因大起底

　　淋巴又被称为"白色的血液"，是体液的一种。人体通过血管的收缩舒张，将从食物中吸收的养分送到细胞。淋巴管与血管并行，担任回收体内老旧废物、多余水分的工作。一旦淋巴系统循环不畅，细胞中的老旧废物就会囤积、变质，形成橘皮组织。淋巴阻塞，无法回收多余水分，还会使细胞中多余的水分囤积，形成水肿现象。大多数人其实不是"胖"，而是淋巴系统堵塞导致的"肿"。消肿的第一步是健脾，脾胃功能强健便能促进淋巴系统运化水湿。多余水分运走了，体内垃圾也被带走了，人自然能瘦下来。

　　【目标人群】身体水肿，有局部橘皮组织困扰者。

　　【作　　用】促进新陈代谢，疏通淋巴系统。

　　【按摩目的】做"畅快"美人。

　　【建议时间】时间 **10** 分

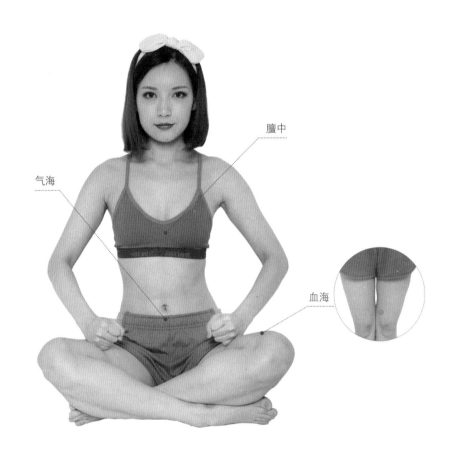

膻中

气海

血海

	取 穴	功 效
膻中	属任脉，位于胸部，前正中线上，两乳头连线的中点处。	活血通络，宽胸理气，有效缓解呼吸系统、消化系统病症。
气海	属任脉，位于腹部，前正中线上，肚脐正下方 1.5 寸处。	大补元气，补血填精，助消化，燃脂肪，可辅助治疗小腹疼痛。
血海	属脾经，位于大腿内侧，以对侧手掌扣住膝盖，手指向上，拇指所止处即是，左右各一。	治疗血症的要穴，具有活血化瘀、补血养血、缓解痛经的功效，是女性生血之海。

步骤

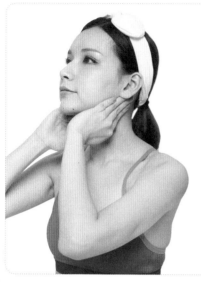

STEP 1

疏通淋巴结 ▼

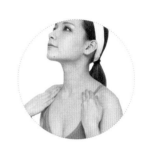

　　双手四指并拢，从左右耳背的脖颈处，用四指指腹一直向下推按到有淋巴结的锁骨位置，疏通此处淋巴结，共 1 分钟。

STEP 2

按揉膻中穴 ▼

　　拇指指腹点按膻中穴，呼气时按揉 5 秒，吸气时松离，反复按摩 30 次，以酸胀感向穴位周围放射为宜。

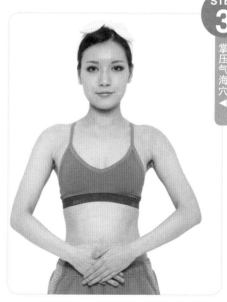

STEP 3

掌压气海穴 ◀

　　取站姿，右手手掌覆于气海穴，左手覆于右手之上，慢慢按压约 30 秒，力度以个人能承受为宜，至穴位附近发热时松离，重复动作约 2 分钟。

STEP 4 拿捏血海穴▶

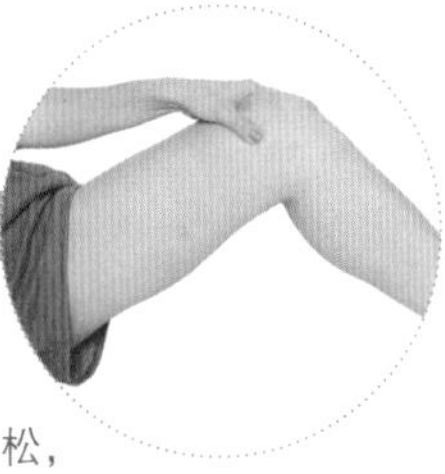

取坐姿，腿部放松，拇指按压同侧血海穴，另外四指环住腿部，用力拿捏，力度以个人能承受为宜，穴位处有酸胀感即可。左右腿穴位交替按摩，共约 2 分钟。

STEP 5 按摩腹部◀

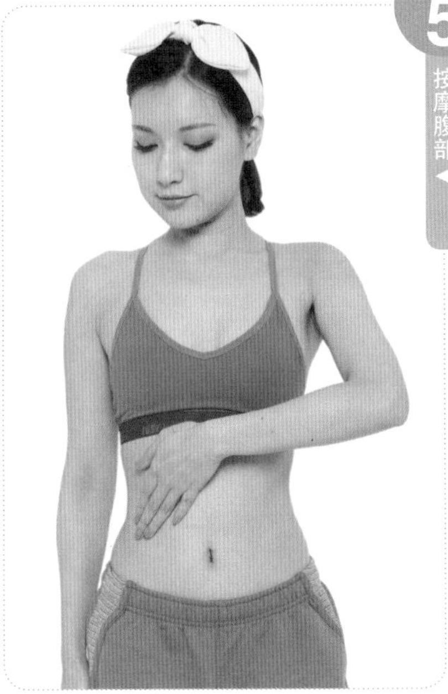

张开左手手掌，五指并拢，以肚脐为圆心沿着逆时针的方向打圈按摩整个腹部 60 圈。然后，用右手手掌以顺时针方向按摩腹部 60 圈，以腹部感到温热为宜。

按摩 TIPS

- 按摩前喝一杯温水，既能加快体内代谢速度，又可稀释淋巴液。
- 按摩时尽量顺着淋巴流动的方向（指向心脏），可使体液循环更畅通。
- 淋巴管细小，按摩时尽量将速度放缓，小心轻按，轻轻触碰皮肤，力度就已足够。

食物加分

- 香菇、海藻、根茎类蔬菜等都含有丰富的膳食纤维，有助于清除体内毒素，还能吸附肠内、血管内的代谢废物。
- 香蕉、红薯、芋头、红豆等食物都含有丰富钾质，能调节体内水平衡，同时有助于体内淋巴循环顺畅进行。

✺ 向便秘 say byebye，肉肉都甩开

早上到公司坐在电脑前，直到傍晚下班才离开办公桌，这大概是众多白领女性的真实写照。长期在办公室里久坐少动，不知不觉出现了便秘的毛病，和便秘伴随而来的是，宿便让腰腹上的赘肉越来越多，小腹变得硬邦邦，和人说话时对方甚至有了回避自己的表现，原来便秘让自己的口气也变差了。这时候都市白领们需要的不仅是减肥这么简单了，通过调节饮食和按摩的外力让肠道蠕动起来，跟便秘说拜拜，摆脱难言之隐，赘肉自然全都不见了。

✽ 原因大起底

便秘，是多种疾病的一种症状，而不是一种病。便秘既可见于病人，又可见于健康或"亚健康"人群；既可见于多种因素引起的胃肠道功能性改变，又可见于人体多种疾病继发便秘。我们通常所说的便秘是表现为大便干燥、排便困难、长时间不愈的慢性功能性便秘。女性发生便秘的概率要比男性更高。便秘的原因有很多：精神压力大，缺乏运动，饮水量不足，肠道内食物残渣水分不断被吸收，导致大肠蠕动变慢而无力排便……改善方法除了多喝水、多吃蔬菜等膳食纤维含量高的食物之外，还可以通过按摩加速胃肠蠕动、消解腹部脂肪。

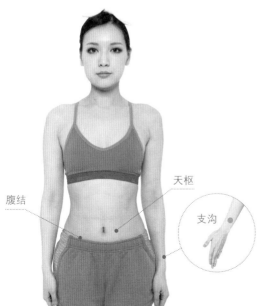

腹结　　天枢　　支沟

【目标人群】大肠有病邪、湿热、便秘型肥胖者。

【作　　用】促进肠道蠕动，清宿便，消解腹部脂肪。

【按摩目的】向便秘 say byebye。

【建议时间】

时间 9 分

取穴	功效
支沟	属三焦经，位于前臂背侧，腕背横纹上3寸，尺骨与桡骨正中间的凹陷处，左右各一。	舒肝解郁，化解风寒，缓解多种原因引起的便秘。
腹结	属脾经，位于下腹部，脐中旁开4寸为大横穴，大横穴下1.3寸，略少于二指宽处即为此穴，左右各一。	缓解便秘，止腹痛，兼具养生保健之功效。
天枢	属胃经，位于腹部，脐中旁开2寸处，左右各一。	可促进小肠蠕动，加速脂肪代谢，清宿便，辅助治疗痛经。

步骤

STEP 1 揉捏支沟穴 ▶

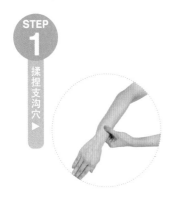

STEP 2 按摩腹结穴 ◀

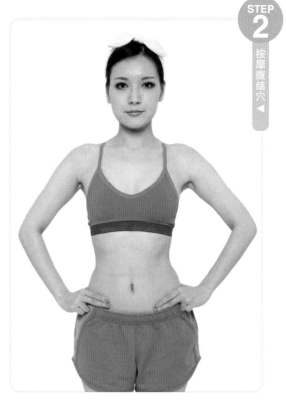

将左手拇指指腹覆于右臂支沟穴上，另外四指环住手臂，以略感疼痛的力度揉捏约1分钟。左右手穴位交替按揉。

取站姿，双手叉腰，虎口朝上，食指与中指并拢分别覆于腹结穴上，用两指指腹以略感疼痛的力度按揉穴位1分钟，以穴位周围有酸胀感为宜。

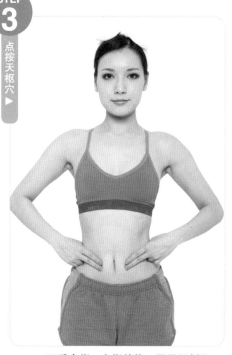

STEP 3 点按天枢穴▶

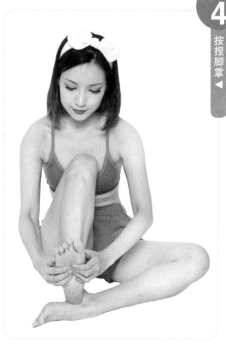

STEP 4 按捏脚掌◀

双手食指、中指并拢，覆于两侧天枢穴上，呼气时用略感疼痛的力度点按穴位 5 秒，吸气时松离，反复按摩 30 次，直至局部产生酸胀感。

双手拇指置于脚背，另外四指环住脚底，略微用力搓揉脚底，尽量揉捏到脚心的诸多部位，如升结肠、降结肠、肛门反射区。左右脚交替按捏，各持续 2 分钟。

🌸 按摩 TIPS

- 每天下午 1 ～ 3 点这个时间段揉肚子，促进消化的效果最好。
- 睡前在床上轻揉肚子，可以促进肠胃蠕动，有利于第二天清晨排便。

🍴 食物加分

- 吃饭时细嚼慢咽，不仅能促进消化，还可以抑制食欲。
- 蜜枣含有丰富的果胶，而玫瑰有软便的效果，放在一起泡水喝可促进肠胃蠕动。
- 柿子味涩、性寒，具有软坚散结、清热祛燥的作用，对于预防便秘有一定的效果。

✲ 气血足了，气质好了

也许你钟情于《Vampire Diaries》里 Elena 的小麦色肌肤，也许你偏爱韩剧《来自星星的你》里肌肤胜雪的尤物，撇去肤色的不可选择性，依赖于调养的好气色才是肤色美丽的决定因素。女孩子们都热衷于减肥，但瘦下去的同时往往肤色也暗沉了，瘦削的身材完全没有了想象中的光彩照人。到了一定的年纪，肌肤更是容易变得暗沉，羸弱气血虚，这个时候不管身材胖瘦都不会让人觉得美了。气血一足，则人面色红润，肌肤饱满丰盈，毛发润滑有光泽，真可谓"秀色可餐"也！

✱ 原因大起底

对于人体来说，脾胃是气血生化之源，脾胃差就会导致气血不足。黯淡无光的肤色既表明外在皮肤的问题，又反映了生理内在的紊乱。运动量太少，经脉不能畅通，气血生成的道路受阻，导致气血不足。上班族常常外食，营养摄取不够均衡，气虚逐渐导致血的生成动力不足，体内毒素积聚形成垃圾堵塞经络，最终气血两亏。身体的底子太差，再一减肥更是雪上加霜。此时最需要的是气血双补，气血一足，经络一通，自然就能瘦下来，而且好气色也回来了，让你双倍美丽！

【目标人群】气血不足、脾胃虚弱者。

【作　　用】畅通经脉，调血补气。

【按摩目的】瘦身的同时留住好气色。

【建议时间】

时间 5 分

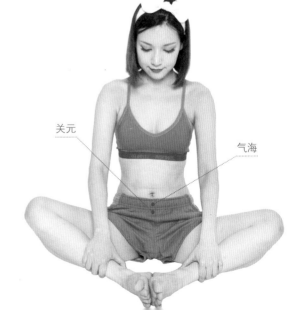

关元

气海

取　穴	功　效
气海	属任脉，位于腹部，前正中线上，肚脐正下方1.5寸处。	大补元气，补血填精，助消化，燃脂肪，可辅助治疗小腹疼痛。
关元	属任脉，位于腹部，前正中线上，肚脐正下方3寸处。	培元固本，补益下焦，消除腹部脂肪，可辅助治疗月经不调、痛经、腹痛等不适。

步 骤

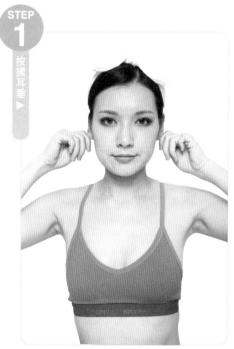

每天揉按耳垂200下，可促进面部血液循环，使面色红润。

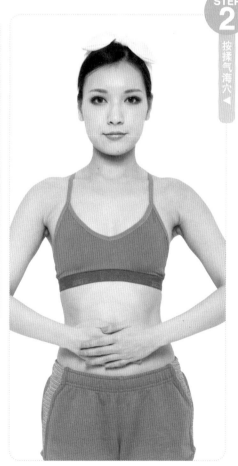

双手拇指相叠置于气海穴上，用拇指指腹以个人能承受的力度慢慢按揉约1分钟，至腹部微微发热为宜。

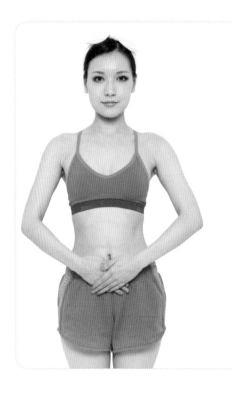

STEP
3
按揉关元穴 ▲

双手手掌叠加按压关元穴，停留 7 ～ 8 秒之后慢慢松离。反复按压 2 分钟。

👣 按摩 TIPS

● 女性生理期会流失一定量的血液，易导致气血不足，此时应多进食补益气血的食物。

● 按摩穴位的力度要以个人能承受为宜。

● 人的情绪对气血状态会有影响，平日生活中要注意保持情绪平稳。愤怒、抑郁等不良情绪会导致各器官气血不通，对健康不利。

🍴 食物加分

菠菜、胡萝卜、红枣、枸杞、桂圆、红糖、小米等食物，有补益气血、滋阴生津的功效，经常食用，可使人面色红润。

✿ 睡好一身轻

　　现代都市生活节奏如此之快，处于事业上升期的职场轻熟女们，熬夜加班已是家常便饭。日日辛苦劳累，本以为脂肪根本不会找上自己，奈何不知不觉间体重飙升、皮肤变差、身体素质下降。这就是典型的过劳肥。究其原因，睡觉是缓解疲劳和让身体修整的过程，工作压力过大的女性朋友睡眠质量差，内分泌紊乱，身体代谢和运化体内水湿、消耗脂肪的能力变弱，脂肪便悄悄堆积。这个时候，找回优质睡眠是最关键的，睡得好睡得香，睡眠过程中脂肪就被代谢掉了，睡觉也能瘦这样的好事，谁不想试试呢？

✿ 原因大起底

　　睡眠质量不好的原因之一在于肠胃，所谓"胃不和则卧不安"，肠胃因消化无力而浊气瘀积，令肝脏负担加重，进而影响心脑，造成失眠现象出现。生活中，很多失眠是由工作、家庭、经济、感情、人际关系等所致，还有些人受到突发事件刺激，睡觉时始终处于半梦半醒的状态。人体虽天然具有强大的自愈能力，但往往因为浊气作怪而难启动自愈的程序，所以调节肠胃功能、清除浊气是缓解失眠的根本。

【目标人群】脾胃不和导致失眠或心理性失眠者。

【作　　用】缓和肠胃，改善因睡眠状况导致的肥胖问题。

【按摩目的】优质睡眠过程中甩掉脂肪。

【建议时间】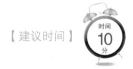

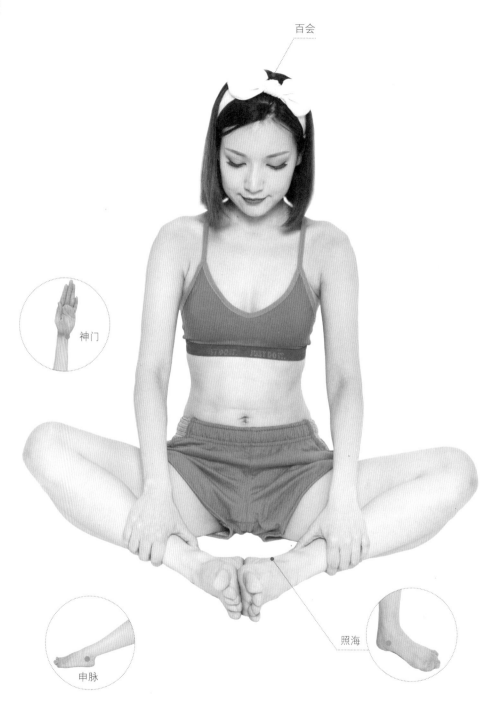

百会

神门

申脉

照海

取 穴		功 效
百会	属督脉，位于头顶，头顶正中线与两耳尖连线的交点处。	开窍醒脑，缓解头痛、眩晕、惊悸、健忘、失眠、鼻塞等症状。
神门	属心经，位于腕部，腕掌侧横纹尺侧端，尺侧腕屈肌腱的桡侧凹陷处。	主治心痛、心烦、惊悸、健忘等心与神志症状，可有效改善睡眠。
申脉	属膀胱经，位于足部外侧，外踝直下方凹陷中，左右各一。	缓解失眠、头痛、眩晕、目赤等症状。
照海	属肾经，位于足部内侧，内踝高点正下缘凹陷处，左右各一。	安心宁神，缓解神经衰弱、失眠、惊恐不宁等症状。

步 骤

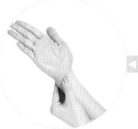

STEP 1 按压百会穴 ▶

STEP 2 ◀ 拍揉神门穴

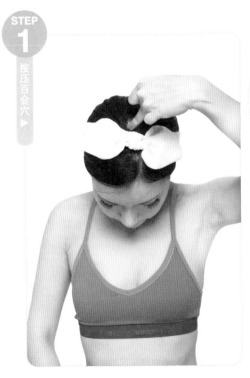

左手拇指指腹轻按右手神门穴，以有轻微酸胀感为宜，10 秒后松离，反复按摩 10 次。左右手穴位交替按揉。

一手中指置于百会穴上，用指腹以轻柔的力度按压百会穴约 1 分钟，以酸胀感向头部四周放射为宜。

拇指按揉同侧脚踝外侧申脉穴，直至将外踝部位搓热。左右脚穴位交替按摩，反复 10 次。

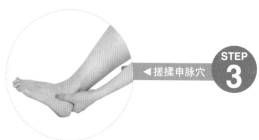

STEP 3
◀ 搓揉申脉穴

STEP 4
点揉照海穴 ▶

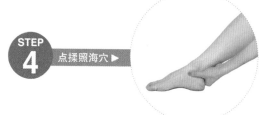

拇指按揉对侧脚踝内侧照海穴，由轻及重，10 秒后松离。左右脚穴位交替按摩，反复 10 次，以局部有酸胀感为宜。

🦶 按摩 TIPS

- 穴位按摩适宜晚间操作，有助于产生睡意。
- 晚上睡觉时尽量放松，克制自己不要胡思乱想。

🍴 食物加分

- 酸枣仁中含有的酸枣仁皂甙和甾醇等有镇静、催眠的作用，泡水喝可改善睡眠质量。
- 晚餐时多吃一些富含锌、铜元素的食物，如鱼、瘦肉、鳝鱼等，能有效改善神经衰弱症状，提升睡眠品质。

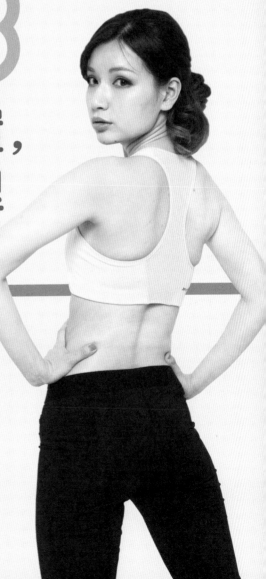

第三章

CHAPTER

3

捏对位置，
想瘦哪里
瘦哪里

🍒 "瓜子脸"，拍照无死角

每次在微博、微信和instagram上PO照片，都要反反复复PS：磨皮肤、修脸型……PS前后判若两人，出门见人时则各种心虚没底气，生怕被别人说本人跟照片差距大。身上再瘦，只要脸上有肉，那就代表所有胖，脸大可是致命伤！与其费尽心思修照片，不如动手把自己的脸减成瓜子脸，彻底摆脱"大饼脸"的困扰。

❀ 原因大起底

脸颊上循行着四条经络，分别是大肠经、小肠经、胃经、胆经。一旦经络瘀堵不畅，就会导致脸部浮肿。平时稍微一吃多，脂肪就会堆积在下巴上，脸部的线条就没了。同时，脸部的咬肌过于发达，也是造成大饼脸的原因。脸部脂肪很难通过运动消除，而按摩就是最好的瘦脸方法，按照中医理论按摩脸部穴位，解决经络不畅问题，对塑造瓜子脸很有帮助。

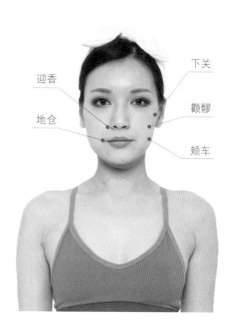

迎香　下关　颧髎　颊车　地仓

【目标人群】脸部肥胖者以及全身肥胖脸部
　　　　　　尤甚者。

【作　　用】消除脸部水肿，减少脂肪囤积，
　　　　　　美化脸部线条。

【按摩目的】打造瓜子脸。

【建议时间】

时间 9 分

	取　穴	功　效
颊车	属胃经，位于面部，咀嚼时咬肌隆起最高点处，左右各一。	通经络，活气血，有效消除因摄入过多造成的肥胖。
下关	属胃经，位于面部，颊车穴上侧、耳朵前端的凹陷处，左右各一。	消肿止痛，聪耳通络，疏风清热，提升面部松弛肌肉。
地仓	属胃经，位于面部嘴角旁，眼睛正视前方时，向上直对瞳孔，左右各一。	帮助清除面部老死角质和污垢，防止代谢废物堆积。
迎香	属大肠经，位于面部，鼻翼旁开约1厘米处，左右各一。	祛风通窍，理气止痛，缓解面部浮肿，兼具美容功效。
颧髎	属小肠经，位于面部，外眼角下垂直方向，颧骨下缘凹陷处，左右各一。	疏经通络，可辅助治疗面部神经麻痹、眩晕等，兼具美容功效。

步　骤

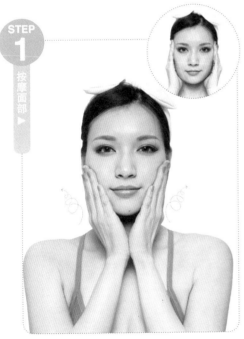

STEP 1 按摩面部 ▶

　　双手指尖在两颊自下而上按摩打转，不断用手掌的温度温暖面部。中指触及太阳穴时，按压10秒松开，再恢复起始动作，反复5次。

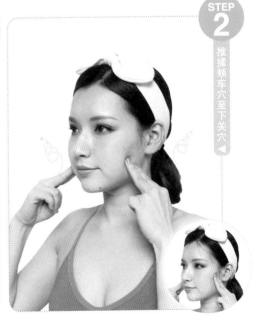

STEP 2 推揉颊车穴至下关穴 ◀

　　双手的食指和中指并行，从颊车穴打圈推揉至下关穴，反复按摩2分钟，使酸胀感慢慢渗透。

STEP
3
点揉地仓穴 ▶

STEP
4
按揉迎香穴、
颧髎穴 ◀

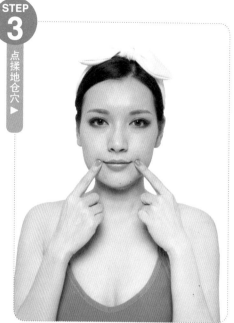

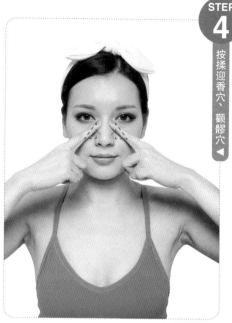

双手食指指腹分别按于两侧地仓穴上，呼气时按揉约 5 秒，力度逐渐加大，吸气时松离。反复按摩 30 次，至出现酸胀感为宜。

食指点.按迎香穴 10 秒，食指沿鼻翼轻推至鼻梁顶端稍作停顿，再轻轻滑至颧髎穴点按 10 秒，按摩的轨迹构成两个直角三角形，反复按摩 10 次，使两个三角区的酸胀感向整个面部放射。

🖐 按摩 TIPS

- 上述按摩动作，两天做一次为宜。按摩时，不应仅拉扯皮肤，还应同时带动皮下组织。
- 洗脸时，用温水、冷水交替洗脸，以促进面部血液循环及新陈代谢。
- 涂抹护肤品时轻拍脸及向上提拉有助于瘦脸，也可以促进乳液吸收。

🍴 食物加分

- 多吃具有消肿利湿功效的蔬果，如冬瓜、薏仁等。玉米须煎水代茶饮也有助于排出体内多余水分。
- 拒绝口香糖、甘蔗等锻炼咀嚼肌的食物，不要吃太难咬的食物，它们只会导致你的面部肌肉更加健硕。

🍒 双下巴，代表宇宙消灭你

都说"女大十八变，越变越好看"，但如果过早地出现了双下巴，只能说"越长越糟心"了。双下巴可是非常可怕的东西，它让你看起来至少胖了 5 斤。尽管老一辈的人会认为双下巴是有福之相，但是，拥有"蛇精"一样的尖下巴才会让我们的幸福指数飙升啊！捏一捏，揉一揉，非常简单的小动作，就能帮助你摘掉脖子上的"游泳圈"，从此，你也可以在高端大气上档次的咖啡厅体验一把手托下巴、低头沉思的文艺与优雅了。

✽ 原因大起底

中医认为，双下巴由面部气血循环不畅、皮下脂肪堆积、皮肤逐渐老化并失去弹性所致。简单来说，下巴部位有经络循行，如果那里的经络堵塞了，就很容易出现赘肉。想要去除双下巴，就要循着相关经络走向，经常按摩来疏通堵点，双下巴慢慢就会消除。

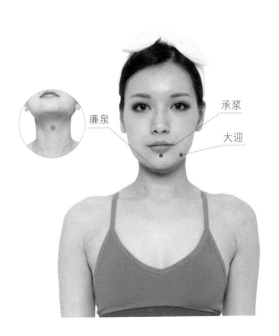

【目标人群】身体较瘦但有双下巴者，随年龄增大下巴下垂者。

【作　　用】促进血液循环，促进水分排出，紧致颈部肌肤。

【按摩目的】下巴不成双，还我"锥子脸"。

【建议时间】 时间 5 分

取 穴	功 效
大迎	属胃经，位于面部，脸侧面下颌骨部位，嘴唇斜下，下巴骨的凹陷处，左右各一。	促进脸部血液循环，紧致肌肤，预防脸部肌肉松弛，消除双下巴。
廉泉	属任脉，位于颈部，微仰头，颈部正中线上喉结上方，舌骨下缘凹陷处即是。	紧致下巴皮肤，消除下巴上的赘肉。
承浆	属任脉，位于面部，下嘴唇和下巴尖连线的正中凹陷处，即颏唇沟的正中凹陷处。	调节激素分泌，促进血液循环，预防脸部肌肉松弛，保持肌肤弹性。

步 骤

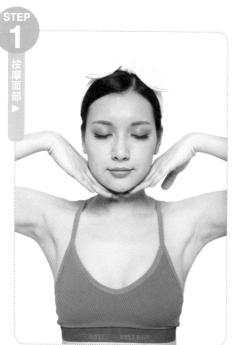

STEP 1 按摩面部 ▶

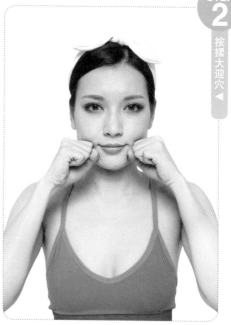

STEP 2 按揉大迎穴 ◀

头部摆正，面部肌肉呈放松状态，调整呼吸，两手四指并拢，掌心向下，四指指背贴住下巴，顺着面部轮廓从下往上轻轻按摩约1分钟。

双手握拳，用双手大拇指关节处点按大迎穴，吸气时松离，反复按摩20～30次，使得局部的酸胀感蔓延至整个面部。

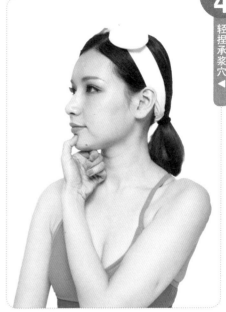

STEP 3
推压廉泉穴 ▶

STEP 4
轻捏承浆穴 ◀

头部、颈部放松，缓慢向后仰，保持5秒后，弯曲大拇指点按廉泉穴，用力向下巴方向推压穴位，持续按摩2分钟，使局部的酸胀感蔓延至整个面部。

面部肌肉放松，用拇指指腹点按承浆穴，另外四指半握拳托住下巴，轻轻捏穴位约1分钟，使局部的酸胀感蔓延至整个面部。

🕐 按摩 TIPS

- 在下巴赘肉最多的部位用捏按的手法由内往外拉伸时动作一定要轻柔。
- 每天练习 "a—i—u—e—o" 这几个英文字母的发音，长期坚持，可以修饰面部线条。

🍴 食物加分

菠菜和胡萝卜中含有人体需要的钾、铁、维生素 A 等营养元素，美容和瘦脸效果都很不错，经常食用可使面色润白、明艳照人。

美颈挺拔，谁来和我比优雅

　　女人从 25 岁开始，颈部便会长出像大树年轮般一圈一圈的颈纹，它们像标签一样直接出卖你的年龄，再萝莉的装扮、遮盖力再强的化妆品在颈纹面前都会束手无策。如果年龄偏大，颈纹会更明显。深 V 领晚礼服，配合亲爱的他送的项链，一定能将你的魅力衬托得更加独特，但是如若颈部长皱，岂不是自曝其短？这绝对不是我们的选择，在瘦身的王国中，再美的脖颈也不过分，让穴位按摩帮你打造天鹅般优雅的美颈，为美丽加分。

✱ 原因大起底

　　可以说，颈部是一个"多事三角区"，颈部肌肤细薄而脆弱，皮脂腺和汗腺的数量只有面部的三分之一，皮脂分泌较少，很难锁住水分，所以很容易长皱纹。无数次抬头、低头的动作，加上支撑头部的重量，颈部肌肤很容易加速老化和松弛，进而产生皱纹。而且，一旦长出第一道皱纹后，颈部肌肤便难以恢复弹性，皱纹难再消除。另外，女性朋友大多注重"面子"上的保养，对颈部肌肤不闻不问，这也是造成颈部肌肤老化的重要原因。

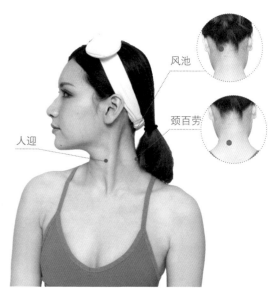

风池

颈百劳

人迎

【目标人群】颈部肌肉松弛、过早出现皱纹者。

【作　　用】缓解颈部肌肤老化，消除皱纹。

【按摩目的】重塑美颈，不让脖子出卖年龄。

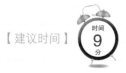

【建议时间】时间 9 分

取　穴	功　效
风池 属胆经，位于项部，头额后面大筋的两旁，与耳垂平齐处，左右各一。	排出体内多余水分，对消除水肿型虚胖有很好的疗效。
人迎 属胃经，位于颈部，喉结旁 1.5 寸动脉跳动处，左右各一。	促进面部血液循环，紧致脸部、颈部肌肤，消除咽喉肿痛。
颈百劳 经外奇穴，位于项部，第七颈椎棘突下凹陷处（大椎穴）上 2 寸，后正中线旁开 1 寸处，左右各一。	滋补肺阴，舒筋活络。

步　骤

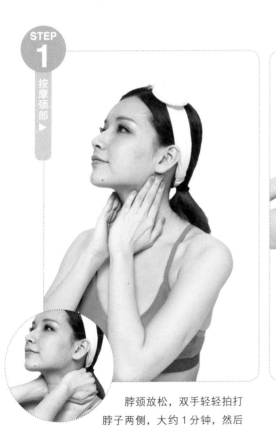

STEP **1** 按摩颈部 ▶

STEP **2** 按揉风池穴 ◀

　　脖颈放松，双手轻轻拍打脖子两侧，大约 1 分钟，然后用手轻轻揉搓颈部约 1 分钟，直到颈部发热。

　　身体保持正直，双手中指和食指并拢，分别置于两侧风池穴上，打圈按揉穴位约 30 秒，以感到此处有明显的酸胀感为宜，持续 2 分钟。

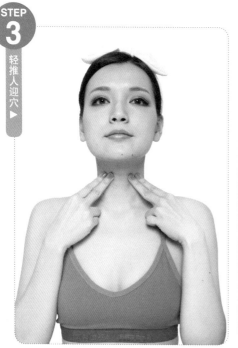

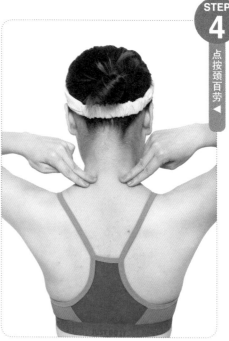

双手食指、中指并拢，分别置于两侧人迎穴上，呼气时轻推人迎穴 5 秒，吸气时松离，重复按摩 30 次，以酸胀感向周围放射为宜。

双手食指、中指并拢，以指腹揉按颈百劳穴，由轻到重，再逐渐减轻力度，慢慢放松，如此反复揉按 2 分钟左右，以产生酸胀感为宜。

🕐 按摩 TIPS

- 按摩之前，将浸湿的热毛巾敷于肩颈部位，肌肉放松后按摩，效果更佳。
- 按摩后可涂抹紧肤霜，用手背由颈部向下巴方向轻拍 20 ～ 30 下，能有效地紧实下巴。

🍴 食物加分

- 蛋清和柠檬是紧致皮肤的最佳拍档，而蜂蜜和牛奶又能使肌肤滋润顺滑。
- 多吃富含核酸的食物，如鱼类、虾、动物肝脏、蘑菇、蜂蜜等，可以促进肌肤新陈代谢。
- 多吃肉皮等富含胶原蛋白的食物，可保持肌肤光滑润泽有弹性，并延缓肌肤的衰老。

"蝴蝶袖"再也不见了

　　春暖花开或者夏日当头，衣服穿得少了就会发现身材方面一些平时所忽略的部位，比如胳膊底下不经意间长出的肉肉。想要穿无袖高挑的连衣裙，但是奈何蝴蝶袖呼扇呼扇地"抢镜"，尴尬至极！要和男神远远地打招呼，先行动的却是胳膊上的肥肉。利用衣服遮遮掩掩只能躲过一时，穴位按摩法才能让"蝴蝶袖"有出头天，吊带、抹胸任你选。

❋ 原因大起底

　　"蝴蝶袖"位于上臂后缘，由于这块肌肉被利用的机会比较少，因此，即使是很瘦的女生，也容易有这两片软趴趴的肥肉，让整个身材显得比较臃肿。另外，短期内的快速瘦身，减掉的都是浅层脂肪，一旦停止锻炼，就容易造成皮肤松弛，进而形成"蝴蝶袖"。

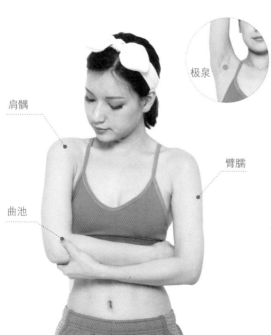

极泉

肩髃

臂臑

曲池

【目标人群】手臂上肉肉多，且松软者。

【作　　用】促进血液循环，提拉松弛的赘肉，纤细手臂。

【按摩目的】紧实玉臂，甩掉呼扇肥肉。

【建议时间】 时间 10 分

取 穴		功 效
极泉	属心经，位于腋窝正中，上臂外展时，腋窝动脉搏动处，左右各一。	可缓解头痛、全身疲劳、发热怕冷等感冒引起的各种症状，对肩臂疼痛、肩关节炎、腋臭有调理和保健的作用。
曲池	属大肠经，位于肘部，曲肘呈直角，肘横纹尽处，即肱骨外上髁内缘凹陷处，左右各一。	促进肩部三角肌的血液循环，放松肩膀肌肉，消除手臂多余的脂肪。
肩髃	属大肠经，位于肩膀，臂外展或平举时，肩峰前下方凹陷处，左右各一。	缓解肩周炎、臂神经痛、肩部肌肉萎缩等症。
臂臑	属大肠经，位于上臂外侧，三角肌止点处，曲池穴上 7 寸处，左右各一。	缓解上肢疼痛、肩周炎、颅顶肌肉痉挛等不适症状。

步 骤

STEP 1

展臂画圆 ▶

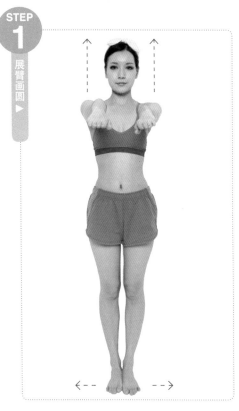

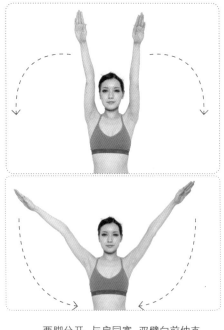

两脚分开，与肩同宽，双臂向前伸直，双手向内、向外画圆各 20 次，动作幅度可略大。

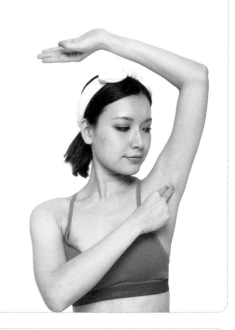

STEP 2 按压极泉穴 ▶

左臂向上举，右手的食指与中指指腹置于极泉穴上，呼气时用力按压5秒，吸气时松离，重复按摩约10次。左右侧穴位交替按摩。

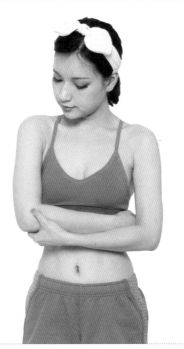

STEP 3 按压曲池穴 ▶

右臂肘关节屈曲并靠近胸前，肌肉放松，左手拇指以较大的力度按压曲池穴，产生酸胀感后慢慢放开，持续按压约1分钟。左右臂穴位交替按摩。

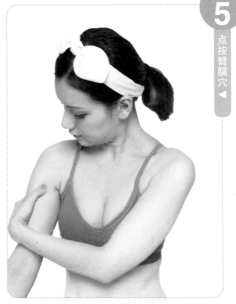

　　左手食指和中指并拢，放置于右侧肩髃穴上，以略感疼痛的力度按揉 1 分钟左右，局部有酸胀感为宜。左右肩穴位交替按摩。

　　右手手臂向前自然伸直，左手紧紧握住右手手臂，虎口处用力抵住臂臑穴，拇指指腹轻轻按揉穴位约 15 秒，力度以酸胀感向周围放射为宜。左右臂穴位交替按摩各做 5 次。

🔅 按摩 TIPS

- 画圆不用画得太大，但一定要用手臂的力量，这样才能减掉手臂的赘肉。
- 指压时应逐渐加压，切忌用力忽大忽小或用力过大。
- 常按极泉穴还有改善腋臭症状的功效。

🍴 食物加分

- 山楂所含的山楂酸有帮助消化的作用，它所含的脂肪酶可促进体内脂肪分解。
- 大豆及豆制品含有的不饱和脂肪酸，能分解体内的胆固醇，促进脂质代谢。

🍒 让"米其林"无影无踪

在男性眼里，女性腰部的优美和纤细程度直接决定了她妩媚动人的指数。试想一下，跟男朋友约会时，男友亲昵地搂住你的腰，想要体会盈盈一握的欢愉，却摸到了一圈"米其林"，那场景简直不忍直视啊！要知道，腰围可是少女与大妈的区分标识！有危机感？还不快想办法，让"米其林"消失得无影无踪！

✽ 原因大起底

造成"米其林"的原因有很多，从中医理论来讲，腹部"游泳圈"往往是由人体一条特殊的经络"带脉"堵塞所造成的。带脉，可以通俗地理解为缠在腰上的带子。试想一下，纵向的经脉被一根绳子系住，气血循行不畅，身体多条经络在腰腹部大塞车，不叠成几个救生圈才怪呢。每天花几分钟敲打带脉，就能疏通经络气血，减少腰腹部脂肪堆积。

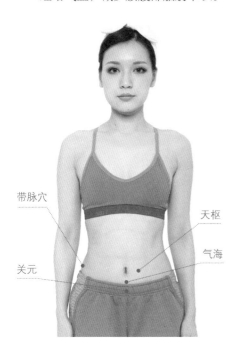

带脉穴

天枢

气海

关元

【目标人群】腰腹部脂肪堆积、肌肉松弛、宿便多、腹胀者。

【作　　用】疏肝行滞，舒经活络，调经止带。

【按摩目的】争做 S 形"小腰精"。

【建议时间】

时间
10
分

	取 穴	功 效
气海	属任脉，位于腹部前正中线上，肚脐正下方1.5寸处。	大补元气，补血填精，助消化，燃脂肪，可辅助治疗小腹疼痛。
关元	属任脉，位于腹部前正中线上，肚脐正下方3寸处。	培元固本，补益下焦，消除腹部脂肪，可辅助治疗月经不调、痛经、腹痛等不适。
天枢	属胃经，位于腹部，脐中旁开2寸处，左右各一。	促进小肠蠕动，加速脂肪代谢，清宿便，辅助治疗痛经。
带脉穴	属胆经，位于侧腹部，第十一肋骨游离端直下平脐处，左右各一。	通调气血，调经健脾，缓解白带异常，减少腰腹部赘肉，加速脂肪代谢。

步 骤

STEP 1 按摩腹部 ▶

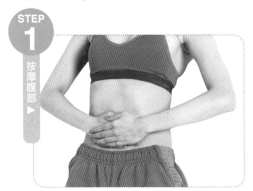

平躺，右手平放于肚脐上，左手置于右手之上，双手略微用力沿顺时针方向做腹部按摩，按摩60圈，以腹部微微发热为宜。

STEP 2 按揉气海穴 ◀

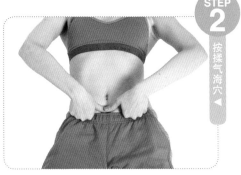

平躺，双手拇指相叠置于气海穴上，左手拇指在上、右手拇指在下，以个人能承受的力度轻轻按揉穴位，以穴位附近感觉发热为宜，约1分钟。

STEP 3 平推关元穴 ▶

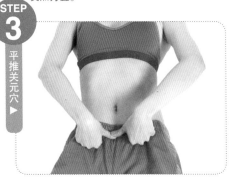

平躺，双手拇指相叠置于关元穴上，左手拇指在上、右手拇指在下，均匀用力顺时针轻推穴位，直至局部产生酸胀感，约1分钟。

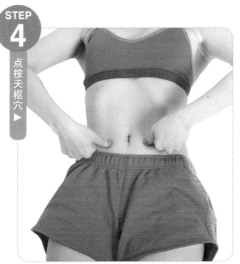

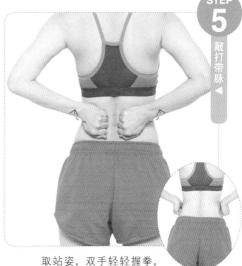

平躺，双手拇指置于两侧天枢穴上，呼气时用略感疼痛的力度点按 5 秒，吸气时松离，重复按摩 30 次，直至局部产生酸胀感为宜。

取站姿，双手轻轻握拳，从后腰中部开始，向体侧沿着带脉横向敲击，至肚脐为一圈，每次敲击 20 圈，并着重在腰部两侧的"带脉穴"上敲击 50 下，力度以个人能承受为宜。

按摩 TIPS

- 做腹部穴位按摩之前要排空大小便,饭后 1 小时左右按摩为宜,力度不宜太大。
- 临睡前进行腹部按摩，可以平息肝火，改善睡眠。
- 慢性病患者，此按摩坚持数日后，应暂停 3 日后再按摩。

食物加分

- 糖分与淀粉最容易转化为在腹部堆积的脂肪，选择蛋白质含量高的食物对于纤腰会更有帮助。
- 多摄入蛋白质含量高的食物，尤其推荐大豆制品，如无糖豆浆、豆腐、豆干等，有助于减肥。但是，需要搭配富含纤维素的绿色蔬菜以及充足的水分，才能发挥最佳效果。

告别虎背熊腰，只做心灵女汉子

"女汉子"一词虽然流行，但是估计不会有女生愿意被称为"虎背熊腰的女汉子"，毕竟"虎背熊腰"吓死人的气场连男生都退避三舍。"其实不想猛，其实我想萌"，纤细娇柔的外表，独立彪悍的内心才是我们最真实的渴望。人们都说这个世界上的一切都是瘦子的。玲珑窈窕的身段，温婉清雅的丰姿，任谁都幻想成为这样的女子。只要坚持做美背按摩，完全可以告别虎背熊腰。

❀ 原因大起底

背部的肥胖通常是跟全身的肥胖相依相伴的，从中医来看，全身肥胖多是由于肾脏功能低下，无法把身体各部位的代谢废物及时输送排出而形成的。途经背部的两条重要经络，膀胱经主管代谢水分，胆经负责代谢油脂，如果这两条经络堵塞不通，体内的水液和油脂代谢不出去，堆积此处便形成了赘肉。疏通这两条经络，辅以按摩手法强健两条经络的运化代谢能力，是告别虎背熊腰的当务之急。

【目标人群】背部赘肉囤积者、身体"横向发展"者。

【作　用】疏通经络，减少背部脂肪，美体纤腰。

【按摩目的】告别虎背熊腰。

【建议时间】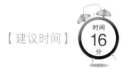

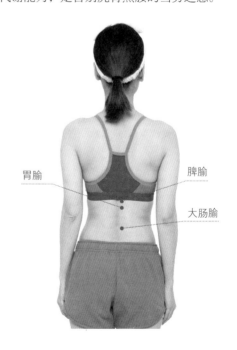

胃腧　　脾腧　　大肠腧

取　穴		功　效
脾腧	属膀胱经，位于背部，第十一胸椎棘突下，左右旁开二指宽处。	促进机体能量代谢，消除水肿，纤细腰部，促进脂肪燃烧。
胃腧	属膀胱经，位于背部，第十二胸椎棘突下，左右旁开二指宽处。	促进脂肪代谢，调节脾胃功能，抑制食欲。
大肠腧	属膀胱经，位于背部，第四腰椎棘突下，左右旁开二指宽处。	理气降逆，调和肠胃，辅助治疗便秘、腹胀、腹泻等。

步　骤

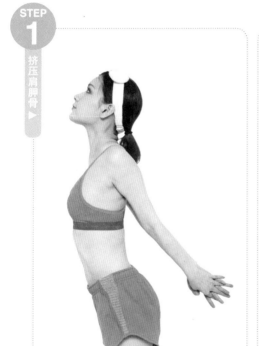

STEP 1
挤压肩胛骨▶

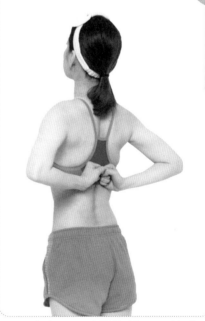

STEP 2
按揉脾腧穴◀

　　双臂伸直，在背后掌心相对交握，手臂用力向上抬至极限，这时候会感觉肩胛骨部位被挤压，保持5秒后将手臂放下，然后再上抬至极限，如此反复50下。

　　挺直腰，上身微微后倾，双手握拳抵在脾腧穴上，呼气时用力按压穴位5秒钟，吸气时松离，重复按摩20次，以局部感觉发热为宜（此动作也可由他人协助完成）。

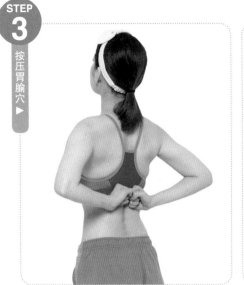

STEP 3 按压胃腧穴 ▶

挺直腰，上身微微后倾，双手握拳抵在胃腧穴上，呼气时用力按压穴位5秒钟，吸气时松离，重复按摩20次，以局部感觉发热为宜（此动作也可由他人协助完成）。

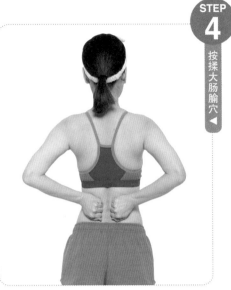

STEP 4 按揉大肠腧穴 ◀

双手握拳，用四指手指面以穴位为中心点，左拳顺时针、右拳逆时针打圈按摩两侧大肠腧穴，直至腰部略微发热，约2分钟。

STEP 5 贴墙壁站立 ▶

取站姿，头部、肩膀、臀部都紧贴墙壁，挺胸收腹，保持5分钟。

按摩 TIPS

- 背部很难自己按摩，不妨请家人来帮助自己吧。
- 平时多活动肩胛骨，不仅可以放松肌肉，还有利于身体塑型。
- 饭后不宜立即按摩这些穴位，否则会影响消化。

摆脱"萝卜腿"，重拾超短裙和热裤

追求美丽、性感的身材，必须从对腿部线条美的追求开始。晶莹剔透的大腿，白璧无瑕的小腿，配合柔嫩无骨的美足，散发出修长的腿形美。但现实情况是，白领一族在办公室久坐，造成令人揪心的"萝卜腿"。盛夏时节想要穿短裙或者热裤 show 一下美腿，无奈走起路来肉肉"随波荡漾"。现在就开始行动，坚决跟"萝卜腿"绝交，对超短裙和热裤自信地喊出："Yes！"

✿ 原因大起底

根据中医经络理论，胆经从头部一直延伸至脚，途经大腿外侧的一段，因不与其他经络相连而显得孤立，如果体内垃圾经过胆经大腿段时沉积下来，就会形成脂肪。解决拥堵最好的办法就是"敲胆经"，敲打大腿外侧的经络，不仅能使经络畅通、脂肪不堆积，对新陈代谢也很有帮助哦。

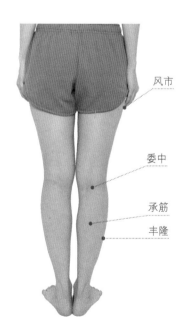

风市

委中

承筋

丰隆

【目标人群】腿部脂肪囤积者，"萝卜腿"一族。

【作　　用】消除水肿，燃烧脂肪，缓解腿部压力。

【按摩目的】秀出模特般修长美腿。

【建议时间】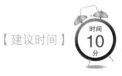 时间 10 分

	取　穴	功　效
风市	属胆经，位于大腿外侧正中，直立时，双手下垂于体侧，中指尖所到处即是，左右各一。	促进下肢血液循环，消除大腿肿胀，加快腿部脂肪燃烧。
委中	属膀胱经，位于膝关节后部，腿屈曲时腘窝横纹的中点，左右各一。	促进气血循环，通络止痛，分解臀部和大腿囤积脂肪，缓解腿部疲劳等。
承筋	属膀胱经，位于小腿后方，委中穴正下方5寸处，小腿后部肌肉最高点处，左右各一。	舒筋活络，清肠泻热，纤细小腿。
丰隆	属胃经，位于小腿前外侧，屈膝时膝盖内腘横纹外端和外踝之间连线的中间位置，靠近胫骨两指宽，左右各一。	疏通腿部经络，消解小腿脂肪。

步　骤 ▶

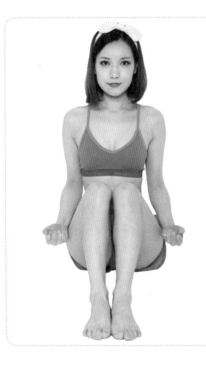

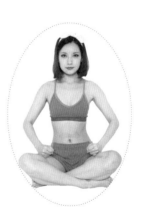

STEP 1

敲打大腿内外侧 ▼

取坐姿，用拳头轻轻敲打双腿外侧，约1分钟。然后将双腿张开，用拳头轻敲双腿内侧约1分钟。

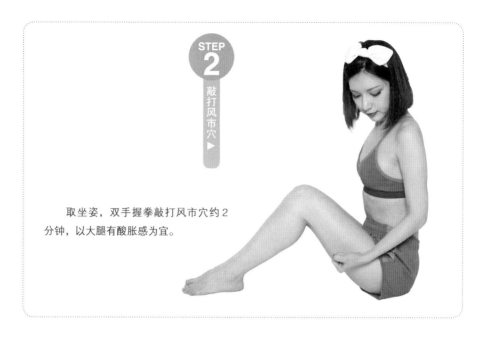

STEP 2 敲打风市穴 ▶

取坐姿，双手握拳敲打风市穴约2分钟，以大腿有酸胀感为宜。

双手环住右腿膝盖，两手的拇指相叠加抵在委中穴上，用拇指指腹点按1分钟，以略有痛感、酸胀感向上下蔓延为宜。左右腿穴位交替按摩。

◀ 按揉委中穴 **STEP 3**

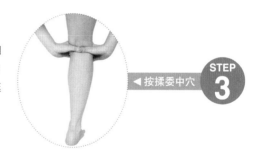

STEP 4 按揉承筋穴 ▶

双手拇指上下交叠置于右腿承筋穴上，另外四指环住小腿，用拇指指腹点按承筋穴约1分钟，以个人能承受的力度为宜。左右腿穴位交替按摩。

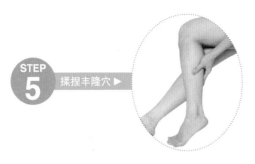

STEP
5

揉捏丰隆穴 ▶

取坐姿，拇指指肚顺时针按揉同侧丰隆穴 30 秒，再逆时针按摩 30 秒，以局部肌肉有酸胀感为宜。左右腿穴位交替按摩。

🕐 按摩 TIPS

- 敲打穴位时，力道宜由轻到重。
- 按摩承筋穴、丰隆穴时，可稍用力，要按到出现酸痛感。

🍴 食物加分

- 黄瓜有助于抑制各种食物中的碳水化合物在体内转化为脂肪。
- 白萝卜含有的辛辣成分芥子油，可促进脂肪类物质更好地进行新陈代谢作用，避免脂肪在皮下堆积。
- 韭菜富含膳食纤维，可促进肠胃蠕动，有较强的通便作用。

第四章
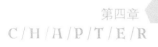

从头到脚，让傲娇之处靓起来

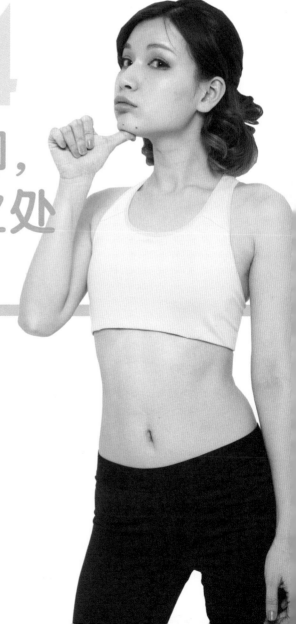

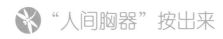 **"人间胸器"按出来**

也许是先天性发育不良，也许是一着不慎，减肥减得不该瘦的地方却缩水了，眼看别的姑娘不但有事业心，还有事业线，而自己的飞机场还没比就败下阵来，是不是很有挫败感？商场里但凡像样的衣服都会被自己毁得毫无美感，受够了对不对？行动起来，让自己 Cup 升级，重塑线条美和曲线美。

❋ 原因大起底

胸部的发育情况，一方面由遗传和体质因素决定，如种族、母亲、个体等；另一方面，除营养、锻炼、激素分泌、疾病等后天因素影响外，循行胸部附近的经络上如果有气结阻塞了穴道，也会影响到乳房的发育。过了发育期咪咪还不够大，要想二次发育，单靠喝牛奶吃木瓜等所谓丰胸产品是不够的。用按摩的手法疏通胸部附近经络的堵点，让经络循行畅通，营养物质能输送到胸部，辅以扩胸、胸部肌肉提升等运动，咪咪想不大都难啊！

【目标人群】胸部不够丰满、胸部发育不良者。

【作　　用】活络气血循环，加强乳房对营养物质的吸收。

【按摩目的】Cup 升级，咪咪 up up。

【建议时间】

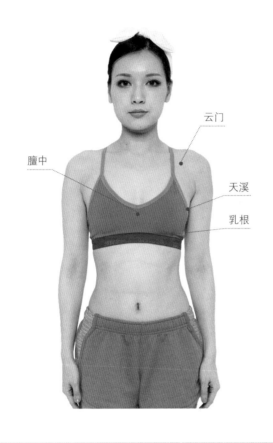

云门

膻中

天溪

乳根

	取　穴	功　效
膻中	属任脉，位于胸部，前正中线上，两乳头连线的中点处。	主治胸腹部疼痛、乳腺增生、心悸、呼吸困难、咳喘病等，防治乳腺炎，丰胸，美容。
天溪	属脾经，位于胸部外侧，前正中线左右旁开6寸，乳房轮廓外缘的肋骨边缘第四肋间隙处。	丰胸按摩必采穴，可促进乳腺发达，丰盈胸部，缓解乳腺增生、乳房肿块等症状。
乳根	属胃经，位于胸部，前正中线左右旁开4寸，乳头直下，乳房根部，第五肋间隙。	畅通气血，紧实胸部，可辅助治疗胸痛、胸闷、乳腺增生、乳房肿痛、乳房下垂、咳嗽、打嗝等。
云门	属肺经，位于胸部，前正中线左右旁开6寸，锁骨下窝凹陷处。	疏通经络，清热降火，调理肺气，保持乳腺畅通。

步 骤

STEP 1
点按膻中穴 ▶

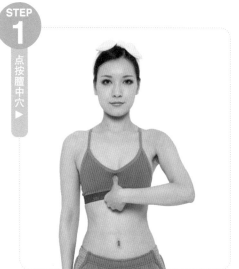

　　取站姿，拇指指腹点按膻中穴，呼气时按揉 5 秒，吸气时松离，反复按摩 20 次，以酸胀感向穴位周围放射为宜。

STEP 2
按揉天溪穴 ◀

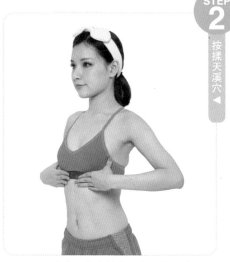

　　取站姿，身心放松，将拇指指腹置于天溪穴上，另外四指环托住乳房，左右两边同时按揉天溪穴，持续按摩 2 分钟，以局部酸胀感向周围放射为宜。

STEP 3
点按乳根穴 ▶

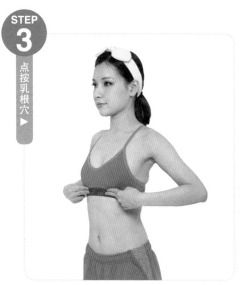

　　双手食指和中指并拢，用指腹点按乳根穴，呼气时点按 5 秒，边按边揉，吸气时松离，反复按摩 20 次。

STEP 4
按压云门穴 ◀

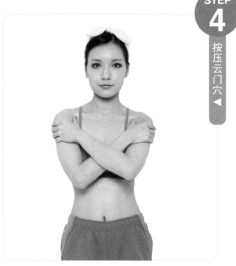

　　双手在胸前交叉，拇指指腹按压两侧云门穴，力度由轻及重，持续按压 1 分钟，重复 2 次。

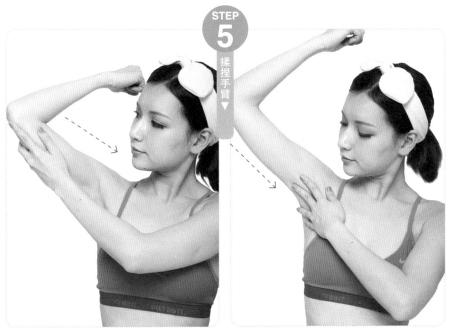

STEP
5
揉捏手臂 ▼

　　将一只手举起，另一只手从上手臂内侧按摩至腋下，力度由轻及重，将手臂、腋下的脂肪推按到胸部，左右交替按摩各 20 次。

🖐 按摩 TIPS

● 胸部按摩宜选择睡前、醒后或者洗澡时进行。

● 按摩前可选用棉柔质地的毛巾热敷胸部，促进血液循环。

● 按摩膻中穴时会略感疼痛，按摩时候要用力，直到疼痛减轻或痛感完全消失为止。

● 多指压按摩云门穴，美胸效果会加快。

🍴 食物加分

● 野生山药的黏液富含蛋白质、消化酶，可以促进乳房发育、美化胸型。

● 木瓜、鱼、肉及鲜奶等含丰富蛋白质的食物，均可健胸，还兼具美容功效。

● 富含维生素 E 的食物，如卷心菜、芝麻油等，也可促进乳房发育。

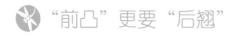

"前凸"更要"后翘"

完美的身材单单只是瘦可远远不够，你还需要挺翘，圆润的美臀才能把曲线美演绎得淋漓尽致、韵味十足。女人的翘臀会让身材显得更加圆润性感，当然，臀部不是光大就够了，还要挺翘有线条美。如果大 PP 上都是软趴趴的肥肉，只会让你显得更胖而不是更性感。追求完美身材的你怎么能放松对自己的要求呢？可不能只关心腰部的围度而忽略了臀部线条，赶紧行动起来，摆脱大 PP，打造俏丽的美臀吧。

✽ 原因大起底

从中医经络理论分析，大腿后部和臀部这两个部位主要由两条经络来疏导（共有六条经络），也就是膀胱经和胆经。如果这两条经络阻塞不通，堆积此处便形成赘肉，显得臀部臃肿。此外，上班族长期坐着，给脊椎尾部带来较大的压力，也会导致血液循环不良、经络疏通不畅。饭后习惯坐着不动，就会慢慢在臀部及大腿囤积大量脂肪。因此，经常按摩，让循行臀部的经络保持畅通是很有必要的。

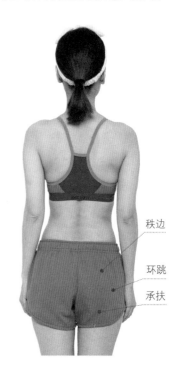

秩边

环跳

承扶

【目标人群】**臀部松弛、脂肪堆积者。**

【作　　用】**改善臀部下垂，强化臀部线条。**

【按摩目的】**打造美翘臀。**

【建议时间】 时间 **10** 分

取　穴	功　效
承扶	属膀胱经，位于臀部，臀下横纹的中点处，左右各一。	收紧臀部，防止下垂，阻止赘肉堆积，可辅助治疗便秘、坐骨神经痛等。
环跳	属胆经，位于臀部外侧，侧卧屈膝，股骨大转子最凸点与骶管裂口连线的中外三分之一交点处，左右各一。	排毒，消除水肿，消解臀部的脂肪。
秩边	属膀胱经，位于臀部，骶正中嵴左右旁开3寸，与第四骶后孔平齐处。	促进血液循环，防止臀部下垂，可辅助治疗腰腿痛、下肢痿痹、便秘、小便不利、阴痛等。

步　骤

STEP 1 按压承扶穴▶

STEP 2 按揉环跳穴◀

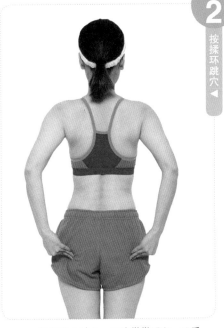

挺胸抬头站立，双脚微微开立，将食指和中指指腹贴在承扶穴上，用力按压5秒后做提臀动作，按压加提臀反复做20次。

挺胸抬头站立，双脚微微开立，双手四指并拢，按于两侧环跳穴上，双手同时以略感疼痛的力度打圈按揉2分钟，直至产生酸胀感为宜。

STEP 3 推揉秩边穴 ▶

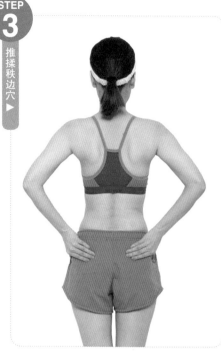

STEP 4 仰卧转胯运动 ◀

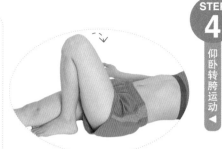

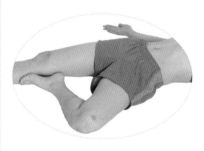

挺胸抬头站立，双脚微微开立，双手四指并拢，用中指按压在两侧秩边穴上，用略感疼痛的力度推揉穴位，持续约 2 分钟，直至酸胀感向周围扩散为宜。

面朝上躺下，身体挺直，双手在体侧呈八字形展开，将一条腿的膝盖立起，持续 10 秒，然后立起的膝盖慢慢向外倒，以碰到地板为宜，坚持 10 秒。换另一侧腿重复动作，双腿各做 5 次。此动作产生效果的要领是，上身保持挺直，脚跟不要离开地面。

按摩 TIPS

- 臀部脂肪较多，按摩力度应相应加大，以便达到塑型效果。
- 平时在办公室坐了两个小时之后，应站起来走一走，促进下肢血液循环。
- 每天坚持做 STEP4 的仰卧转胯运动，不仅可以塑型提臀，对骨盆健康也大有益处。

食物加分

- 多喝水，可以帮助排出囤积于臀部的废物，达到消除橘皮的效果。
- 饮食中应多摄入钾元素含量丰富的食物，如青菜、糙米饭、全麦面包等，少吃咸、辣食物。

谁不爱纤纤玉足

影视剧里美人出浴总爱把纤纤玉足秀个过瘾，看看人家白皙嫩滑的玉足，难怪会被男主角深深迷恋。再看看自己的双脚，不仅造型难看、皮肤粗糙，还偶有异味，两相对比，不能尴尬更多啊！虽然美丽的水晶鞋很难得，但下功夫打造身体每一处细节，摆脱脚气、脚臭的尴尬，还是很有必要的。不管你是女神范儿还是小清新，玉足这一课，一定要修炼好！

❀ 原因大起底

脚部问题以脚气和脚臭为主，中医称脚气为"脚弱"，认为脚气主要由湿气所致。而"脚臭"与人体足部的腺体分泌异常密切相关，同时还跟足部神经调节功能障碍、局部微循环乃至人体分泌功能失调等有关。中医认为，脾胃湿困、湿热下注导致脚部问题，当以清热利湿为主，采用足底按摩、中药泡脚可有效解除汗脚、缓解足臭。

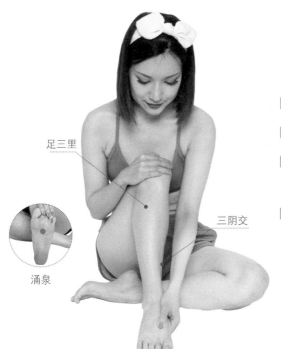

足三里

涌泉

三阴交

【目标人群】足部皮肤粗糙、有异味者。

【作　　用】柔嫩足部肌肤，消除足部异味。

【按摩目的】修炼纤纤玉足。

【建议时间】

时间 8 分

	取 穴	功 效
三阴交	脾经、肝经、肾经的交会之处，位于脚内踝尖上3寸，内踝向上四指宽处，左右各一。	滋阴利湿，延缓衰老，是女性常用保健穴。
足三里	属胃经，位于下肢，胫骨边缘，外膝眼下3寸，即四横指宽，酸麻胀痛感最强处即是，左右各一。	调节机体免疫力，增强抗病能力，调理脾胃，补中益气，扶正祛邪，是强壮身心的大穴。
涌泉	属肾经首穴，位于脚底前部凹陷处，第二、三趾趾缝纹头端与足跟连线的前三分之一处，左右各一。	散热生气，强化肾脏、膀胱和大肠机能，排出多余的水分，改善足部血液循环，可辅助治疗闭经、痛经、便秘、小便不利等。

步 骤

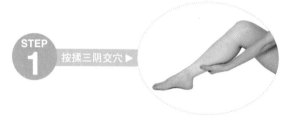

STEP 1 按揉三阴交穴 ▶

　　全身放松，取坐姿，左手拇指指腹放在右腿三阴交穴上，另外四指环住小腿，以腿部穴位略感疼痛的力度按揉1分钟。左右腿穴位交替按摩。

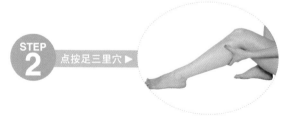

STEP 2 点按足三里穴 ▶

　　全身放松，取坐姿，左手拇指指腹放在同侧足三里穴上，另外四指环住小腿，用个人能够承受的力度点按穴位1分钟。左右腿穴位交替按摩。

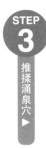

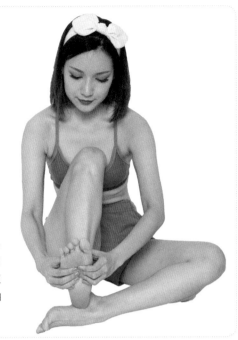

取坐姿，双手四指贴右脚涌泉穴，拇指环住脚，轻轻按揉右脚涌泉穴，力度由轻及重，然后上下推揉脚心，推至脚心微微发热为宜，约 2 分钟。左右脚穴位交替按摩。

按摩 TIPS

- 睡前用 40℃ 左右的温热水泡脚，然后在脚上涂抹乳液，用双手在脚趾、脚底和脚面反复按摩，让乳液很好地被吸收，第二天会发现脚部皮肤特别滋润光滑。
- 建议每天换穿高度不同的鞋子，以减少脚底同一处受力太集中导致的健康问题。
- 建议每隔三五天给趾甲"卸妆"一次，让它自由呼吸，恢复健康光泽。

食物加分

常吃蔬菜和粗粮可降低脚气的发生率。

鼻梁再高点儿，让脸部更有立体感

鼻子是否挺拔对脸型是起着决定作用的，综观那些顾盼生姿、姿态动人的美女的五官，首先吸引人眼球的并不是眼睛，而是鼻子。好看的鼻型可以增强脸部的立体感，这么说来，倒也怪不得那些女明星趋之若鹜的，除了瘦脸，还有隆鼻，因为高高的鼻梁能够让自己更加上镜，让自己的整体 look 升等。那么，咱们是不是也该想个办法，拯救一下自己那不太"傲娇"的鼻子呢？

✽ 原因大起底

鼻子是肺的外窍，肺的健康对于鼻子的美丽与否关系很大。肺气充足、肺经通畅，鼻子周围的肌肤也会光泽透亮，多敲打一下肺经上的穴位，就能疏通鼻子两侧的经络，促进面部血液循环，从而在视觉上使鼻子更加挺拔美丽。

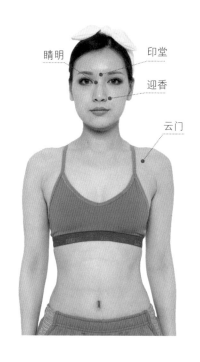

【目标人群】**鼻子不挺拔、缺失美感者。**

【作　　用】**使鼻子更加挺拔。**

【按摩目的】**鼻梁更立体。**

【建议时间】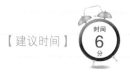

取　穴	功　效
迎香	属大肠经，位于面部，鼻翼旁开约1厘米处，左右各一。	祛风通窍，理气止痛，缓解面部浮肿，兼具美容功效。
睛明	属膀胱经，位于面部，内眼角与鼻梁之间的凹陷处，左右各一。	缓解眼睛疲劳，消除眼睛充血、红肿等症状，对眼部有调理和保健作用。
印堂	经外奇穴，位于面部，两眉头连线中点即是。	疏风清热，止痛，清头明目，通鼻开窍。
云门	属肺经，位于胸部，前正中线左右旁开6寸，锁骨下窝凹陷处。	疏通经络，清热降火，调理肺气，保持乳腺畅通。

步 骤 ▶

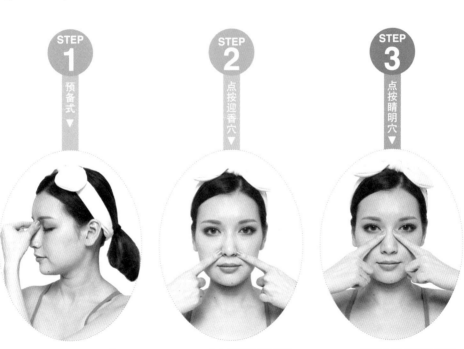

STEP 1 预备式 ▼

取坐姿，双眼微闭，注意力集中，用拇指和食指捏鼻梁，力度不宜太大，从上往下揉捏1分钟。

STEP 2 点按迎香穴 ▼

双手食指指腹覆于迎香穴，呼气时用食指指腹点按穴位5秒，吸气时松离，反复按摩20次，使得局部酸胀感向面部扩散。

STEP 3 点按睛明穴 ▼

双手食指指腹分别按揉两侧睛明穴，力度由轻渐重，边按边揉约1分钟，使得酸胀感传递至眼睛周围为宜。

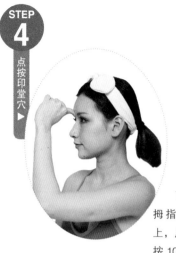

STEP 4 点按印堂穴 ▶

面部放松，将拇指放在印堂穴上，用较强的力点按 10 次，然后再轻轻揉动 10 圈。

STEP 5 按压云门穴 ▶

双手在胸前交叉，拇指指腹按压对侧云门穴，力度由轻渐重，持续按压 1 分钟，重复 2 次。

STEP 6 敲打肺经 ▶

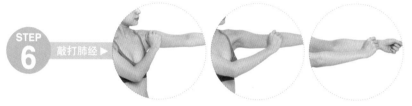

取站姿，左手略微上抬，手心向下，用右手握空拳，自左肩窝的位置稍用力敲打，沿着手臂偏外侧一直敲打到拇指指端，在肩窝、肘部、掌根三个位置重点敲打。左右臂交替拍打，坚持约 1 分钟。

按摩 TIPS

- 做按摩前的准备时，先将全身放松，再将双手搓热，可加强按摩效果。
- 按摩迎香穴不光可以美化鼻部肌肤，还可以缓解鼻炎症状。

食物加分

- 柚子：性寒，味甘，含有多种营养物质，如胡萝卜素、维生素 C、维生素 B_1 等，可以化痰、止咳、益肺。
- 食用柑橘类水果，或将柑橘榨汁加蜂蜜再用开水冲饮，对缓解鼻子干燥症状十分有效。

每天按一按，个子蹿一蹿

想要拥有和明星一样强大的气场，走到哪里都能自带追光成为众人的焦点，这几乎是所有女孩的心愿，但是身高低人一等，却多多少少给这个心愿减分。尽管高跟鞋可以为有"身高控"的女生找回几分自信，可也是治标不治本，身高问题永远是身材矮小者心中的遗憾，装扮自己的时候自信也在一点一点消减。"小女子"也在心中不止一次地呐喊：让我长高吧。

✽ 原因大起底

一个人能够长多高，除了跟遗传因素有关，后天的努力也不容忽视，如充足的睡眠、经常做拉伸运动等。后天经络推拿能够促进全身气血的运行，增强新陈代谢，巩固后天之本，提升阳气，有利于骨骼的二次发育。

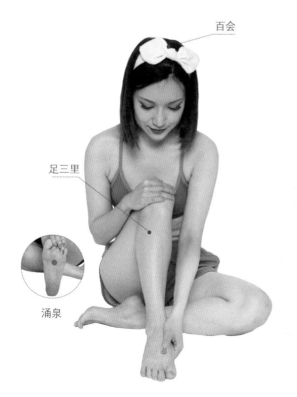

百会

足三里

涌泉

【目标人群】**身材矮小者。**

【作　　用】**舒畅筋骨，伸展身体。**

【按摩目的】**高一点，再高一点。**

【建议时间】

时间
5
分

取 穴	功 效
百会	属督脉，位于头顶，头顶正中线与两耳尖连线的交点处。	开窍醒脑，缓解头痛、眩晕、惊悸、健忘、失眠、鼻塞等症状。
足三里	属胃经，位于下肢，胫骨边缘，外膝眼下3寸，即四横指宽，按压时酸麻胀痛感最强处即是，左右各一。	调节机体免疫力，增强抗病能力，调理脾胃，补中益气，扶正祛邪，是强壮身心的大穴。
涌泉	属肾经首穴，位于脚底前部凹陷处，第二、三趾趾缝纹头端与足跟连线的前三分之一处，左右各一。	散热生气，强化肾脏、膀胱和大肠机能，排出体内多余的水分，改善足部血液循环，可辅助治疗闭经、痛经、便秘、小便不利等。

步 骤

STEP 1 按压百会穴 ▶

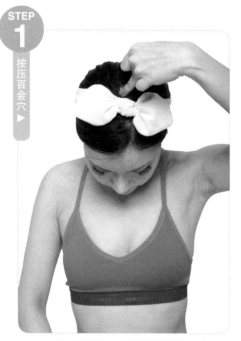

将一只手的中指指腹置于百会穴上，用指肚以轻柔的力度按压穴位约2分钟，以酸胀感向头部四周放射为宜。

STEP 2 点按足三里穴 ▶

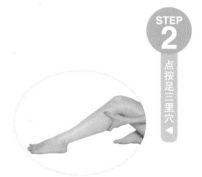

取坐姿，左手拇指指腹按压同侧足三里穴，另外四指环抱小腿，以个人能够承受的力度点按穴位1分钟，以局部感到酸胀为宜，同时用四指捏拿小腿肚。左右腿穴位交替按摩。

STEP
3
推揉涌泉穴 ▶

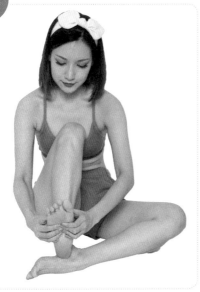

STEP
4
搓捏脊柱 ◀

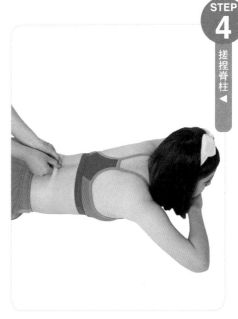

取坐姿，双手四指贴右脚涌泉穴，拇指环住脚，轻轻按揉右脚涌泉穴，力度由轻及重，然后上下推揉脚心，推至脚心微微发热为宜，约 2 分钟。左右脚穴位交替按摩。

俯卧，全身放松，按摩者将双手搓热，然后揉搓脊柱，从下向上约 10 次，可提振阳气。

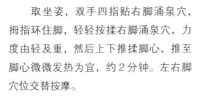

👐 按摩 TIPS

- 多锻炼，多运动，多做做腿脚运动，运动对长高是有辅助作用的。
- 按揉穴位时不要用力过猛，否则会损伤筋骨。
- 做增高按摩前，做扭腰、踢腿、颈部转动等准备动作，以免按摩过程中由于力度不当导致受伤。

🍴 食物加分

- 多吃一些含筋骨的食物，比如牛筋、猪脚筋等，可健腰膝。
- 糯米、甜点等食品所含的糖分会阻碍钙质的吸收，影响骨骼的发育，尽量少吃或不吃。
- 养成喝牛奶、吃钙片的习惯，增加蛋白质的摄入量。

毛孔去无踪，嫩肤更出众

身为女人，有一张毛孔粗大的"橘皮脸"真叫人伤心！你因此养成了把每张照片都用磨皮工具磨好几遍的习惯，你也因此得到了别人"照片好漂亮哦"的赞美，可是，当和别人面对面时，那些夸张的毛孔却昭然若揭，成为你难以启齿的败笔。毛孔粗大绝对不是天生的，记得我们刚出生时，个个肌肤都是粉嫩嫩、水汪汪的。你忍不住呼唤：细致平滑的肌肤，你快回来！

✿ 原因大起底

皮肤粗糙、毛孔粗大并非脸部皮肤不好那么简单，多半是由肺虚所致。所谓"肺为五脏之华盖，皮肤赖之而润泽"。熬夜、生活不规律、不良情绪、环境污染、暴饮暴食等，会导致人体内脏功能失调，损害肺部健康。如果皮肤粗糙的问题较严重，还可能是内分泌失调、五脏气血循环不畅所致。经常按摩相应的穴位，可促进新陈代谢，强化气血循环，柔嫩肌肤。

【目标人群】**皮肤粗糙、毛孔粗大者。**

【作　　用】**紧致皮肤，收缩毛孔。**

【按摩目的】**还原细致肌肤。**

【建议时间】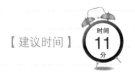

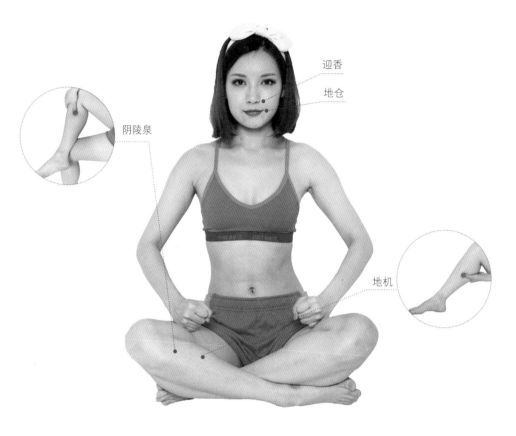

迎香
地仓
阴陵泉
地机

取　穴	功　效
地仓	属胃经，位于面部嘴角旁，眼睛正视前方时，向上直对瞳孔，左右各一。	帮助清除面部老死角质和污垢，防止代谢废物堆积。
迎香	属大肠经，位于面部，鼻翼旁开约1厘米处，左右各一。	祛风通窍，理气止痛，缓解面部浮肿，兼具美容功效。
阴陵泉	属脾经，位于小腿内侧，膝下胫骨内侧凹陷处，与阳陵泉穴相对，左右各一。	祛湿要穴，可缓解腹痛、泄泻、小便不利、水肿、月经不调等症状。
地机	属脾经，位于小腿内侧，内踝尖与阴陵泉穴的连线上，阴陵泉穴直下3寸。	增强肠胃运化机能，缓解腹痛、泄泻、小便不利、水肿、痛经、月经不调等症状。

步 骤 ▶

STEP
1

点揉地仓穴、迎香穴 ▶

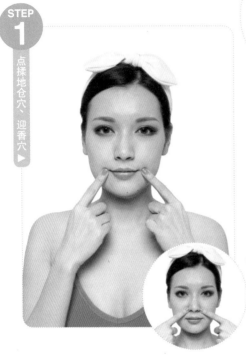

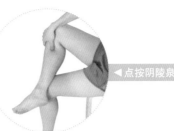

◀ 点按阴陵泉穴

STEP
2

取坐姿，右小腿抬起放于左腿上，右手拇指指腹按在同侧阴陵泉穴上，另外四指环住膝盖，以个人能承受的力度点按穴位 2 分钟，以局部有酸胀感为宜。左右腿穴位交替按摩。

STEP
3

点按地机穴 ▶

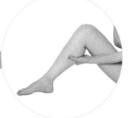

双手食指指腹分别按于两侧地仓穴上，呼气时按揉约 5 秒，力度逐渐加大，吸气时松离，反复按摩 20 次，然后轻推至迎香穴，轻轻按揉 1 分钟，至出现酸胀感为宜。

取坐姿，拇指指腹点按地机穴周围，寻找最敏感点，然后用拇指指腹由轻到重按压敏感点，以个人能承受的力度为宜，坚持按压 2 分钟。左右腿穴位交替按摩。

🕐 按摩 TIPS

● 利用上班的空闲时间进行穴位按摩，既放松了身心，又有益于健康。

● 换季时节，更要注重脸部保湿，及时补充水分。

🍴 食物加分

● 每天必须进食一定量的蔬菜与水果，主食不宜过于精细，要注意粗细搭配。

● 葡萄柚含有丰富的维生素 C，不仅可以消除疲劳，还可以美化肌肤。

10 分钟美白救急按摩

　　面色暗黄需要不断遮瑕？忍够了！跟闺密在一起分分钟对比变黑人？忍够了！脸色不均匀、草莓鼻减分？忍够了！粉底液、隔离霜也许可以救急，但是扫上过多鲜明的妆色，不但不能保证万无一失，搞不好还会有惨白、不自然的效果，更可怕的是还会因此出现过敏长痘痘的现象。我们对减肥、瘦身工作如此重视，怎么可以忽视肤色暗沉这个极大的威胁呢？是时候正视这些问题啦。

✿ 原因大起底

　　中医学指出：生之本，神之变，其华在面。也就是说，如果身体内经络气血不畅，脸部的皮肤自然会暗沉、发黄、失去光彩。压力太大、过度疲累，肌肤的新陈代谢缓慢，角质在脸部积聚也会让脸色更加暗沉，如果肌肤干燥缺水，那么肤色灰暗欠缺透明感的情况会更加严重。所以，要想脸部白得健康，就一定要保持身体的经络通畅。

【目标人群】皮肤泛黄、脸色暗哑者。

【作　　用】促进血液循环，调节新陈代谢，祛除暗黄。

【按摩目的】争做"白"富美。

【建议时间】

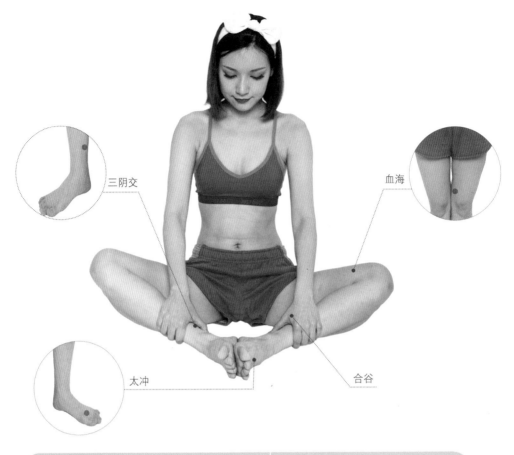

三阴交

血海

太冲

合谷

	取　穴	功　效
合谷	属大肠经，位于手部，以一手的拇指指间关节横纹，放在另一手拇指、食指之间的指蹼缘上，拇指尖下处即是，左右各一。	消除青春痘，缓解眼睛疲劳、喉咙疼痛、打嗝、头痛等症状。
血海	属脾经，位于大腿内侧，以对侧手掌扣住膝盖，手指向上，拇指所止处即是，左右各一。	治疗血症的要穴，具有活血化瘀、补血养血、缓解痛经的功效，是女性生血之海。
三阴交	脾经、肝经、肾经的交会之处，位于脚内踝尖上3寸，内踝向上四指宽处，左右各一。	滋阴利湿，延缓衰老，是女性常用保健穴。
太冲	属肝经，位于脚背，大脚趾与第二趾之间，以手指沿大脚趾、次趾夹缝向上移压，压至能感觉到动脉，即是此穴，左右各一。	理气解郁，补气养血，镇静止痛。

步　骤

STEP **1** 轻拍脸颊 ▶

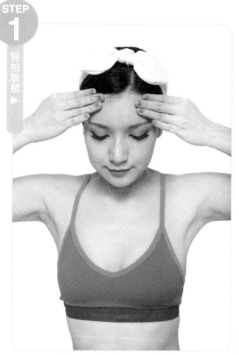

洁面后，从额头开始，由上到下，轻轻拍打脸颊，拍到脸部感觉不痛，声音变薄变脆为止，约 1 分钟。

STEP **2** 干洗脸部 ▶

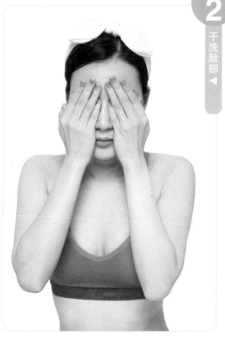

搓手，直至手心发热，闭上双眼，双手自下而上、由轻到重反复揉搓面部，直到面部发热，每天至少"洗"两次，每次约 1 分钟。

STEP **3** 按揉合谷穴 ▶

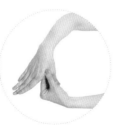

拇指指腹置于合谷穴上，另外四指兜住手掌，力度由弱到强慢慢按揉，按摩 30 秒之后再慢慢放松。左右手穴位交替按摩，各 2 次。

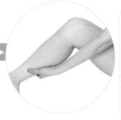

点按三阴交穴 ▶

按揉太冲穴 ◀

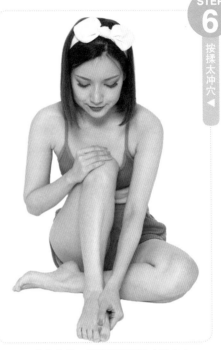

取坐姿，大拇指指腹置于三阴交穴上，另外四指环住小腿，点按三阴交穴，力度由弱到强，持续 1 分钟。左右腿穴位交替按摩。

拿捏血海穴 ▶

取坐姿，腿部放松，将拇指指腹覆于同侧血海穴上，另外四指环住膝盖，以个人能承受的力度用力拿捏，感到穴位处有酸胀感为宜。左右腿穴位交替按摩，共约 2 分钟。

全身放松，拇指指腹覆于太冲穴上，另外四指环住脚底，以略感疼痛的力度按揉 5 秒钟，然后松离，以局部感到酸胀为宜。左右两脚穴位交替按摩，各 30 次。

按摩 TIPS

按摩穴位时，先将手搓热再按，效果更佳。

食物加分

- 鸡翅、猪皮、鱼皮等富含胶质的食物，是美容养颜的不错选择。
- 经常食用木耳、山药、南瓜等食物，可改善、缓解因肠道老化造成的皮肤暗淡。

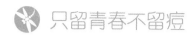 只留青春不留痘

　　肤色的大问题虽然迫在眉睫，但是诸如痘痘之类的小问题如果处理不慎也会令好皮肤全盘皆输。别轻视面部肌肤毫不起眼的小角落，它们也许即将爆发你想象不到的护肤难题。没有足够的 money 和辨识能力走进美容院，并不意味着在皮肤问题上你就只能束手就擒，只需要升级一下自己的应对措施，你就能先下手为强，赶在肌肤问题大爆发之前消灭它。别以为只有身材能和魅力画等号，无可挑剔的容颜也会在约会时让心仪的男生好感度飙升哦。

✳ 原因大起底

　　25 岁之后还长青春痘或者粉刺，与不良的生活习惯有很大关系，如作息不规律、不健康的饮食习惯等。另外，精神压力大也会引起内分泌失调导致长青春痘。中医认为，体内代谢废物不能每日畅快排出，留于体内就会产生各种毒素，直接表现为人体皮肤出现的诸多状况。晚上不合理的睡眠时间如熬夜会耽误肝脏解毒，晚上 11 点到凌晨 1 点走胆经，1 点到 3 点走肝经，这个时候气血会大量走到这两个器官，这时候要注意蓄积能量，以利于解毒工作。对相关的穴位加以按摩、疏通相关的经络，可排除体内的毒素，消灭痘痘。

【目标人群】脸部暗疮、痘痘较多者。

【作　　用】通畅脉络，美颜祛痘。

【按摩目的】只留青春不留痘。

【建议时间】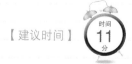

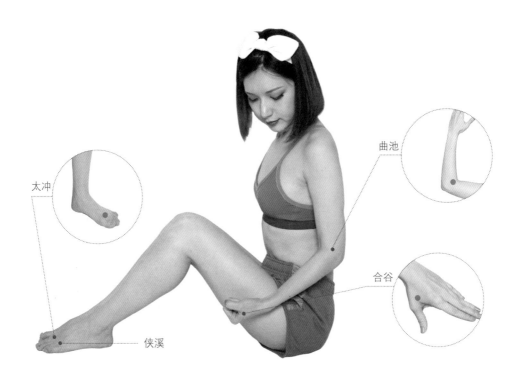

太冲

曲池

合谷

侠溪

	取 穴	功 效
合谷	属大肠经，位于手部，以一手的拇指指间关节横纹，放在另一手拇指、食指之间的指蹼缘上，拇指尖下处即是，左右手各一。	缓解青春痘、眼睛疲劳、喉咙疼痛、打嗝、头痛等症状。
曲池	属大肠经，位于肘部，曲肘呈直角，肘横纹尽处，即肱骨外上髁内缘凹陷处，左右各一。	促进肩部三角肌的血液循环，放松肩膀肌肉，消除手臂多余的脂肪。
太冲	属肝经，位于脚背，大脚趾与第二趾之间，以手指沿大脚趾、次趾夹缝向上移压，压至能感觉到动脉，即是此穴，左右各一。	经常按摩能排解郁闷、调整气血，可辅助治疗头痛、偏头痛、月经不调、痛经、乳腺炎等症状。
侠溪	属胆经，位于脚背外侧，第四、五趾间，趾蹼缘后方纹头上凹陷处，左右各一。	平肝息风，消肿止痛，可辅助治疗目赤肿痛、耳鸣、胸肋痛、眩晕等。

步 骤

STEP
1
按摩合谷穴 ▶

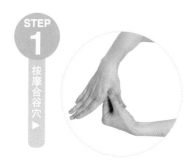

　　拇指指腹置于合谷穴上，另外四指兜住手掌，力度由弱到强慢慢按揉，按摩 30 秒之后再慢慢放松。左右手穴位交替按摩，各 3 次。

STEP
2
按摩曲池穴 ▶

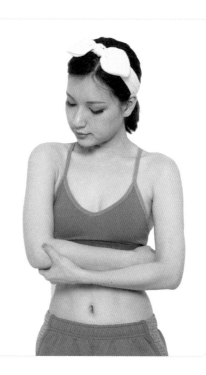

　　右臂屈曲，靠近胸前，放松，左手拇指用力按压曲池穴，至产生酸胀感后慢慢松离，重复约 30 秒。左右臂穴位交替按摩，各做 5 次。

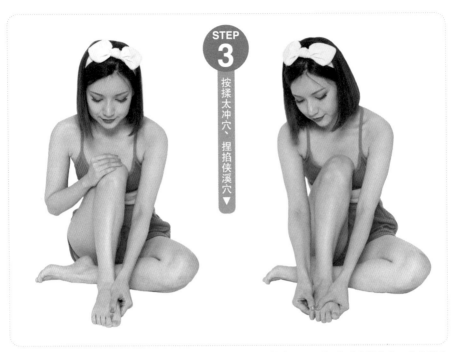

全身放松，拇指指腹用力点按太冲穴约 10 秒，然后松离，以局部感到酸胀为宜。左右脚穴位交替按摩，各 3 次。然后，双手拇指掐捏侠溪穴 10 秒。左右脚穴位交替按摩，各 5 次。

👆 按摩 TIPS

　　除坚持按摩外，还要规律作息，尽量避免熬夜。

🍴 食物加分

● 预防痘痘要多吃蔬菜、水果等碱性食物，少吃肉类或油炸类等酸性食物。

● 多吃纤维含量丰富的食物，如全麦面包、粗粮、大豆、笋等，可促进肠胃蠕动，加速代谢。

无斑的风采最动人

当无瑕肌肤成为女性审美的永久标杆，谁敢任由斑点在脸上舞动，顶着一个"月球表面"出门？即使你有傲人的曲线、曼妙的身段，遇到脸上斑点丛生的情况，一样会变得黯淡无光，很多女性朋友都将祛斑的希望寄托于祛斑露、洗面奶，虽然用处不大，可是仍然一直在购买、使用。其实，女性朋友应该仔细想想看：到底是自己的哪些行为，纵容了脸上的斑？奢宠岁月，何不弃去斑点，肆意享受青春盛宴？

✱ 原因大起底

想要祛除恼人的色斑，首先应该了解它的成因。精神压力过大是色斑的成因之一。人承受巨大的压力时，会分泌肾上腺素，如果长期承受压力，人体新陈代谢的平衡就会遭到破坏，皮肤所需的营养供应趋于缓慢，色素母细胞就会因变得很活跃而产生色素沉着。此外，肝的新陈代谢功能失调也是色斑的成因之一。若肝功能被破坏也会使色素问题加剧。另外，皮肤气血循环不畅，皮肤中的代谢垃圾无法排泄，逐渐沉积也会形成雀斑。

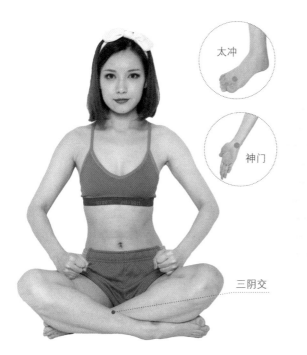

太冲

神门

三阴交

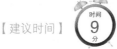

【目标人群】脸上长斑者。

【作　　用】促进体内新陈代谢，祛除色斑。

【按摩目的】打造无瑕肌肤。

【建议时间】 时间 9 分

取 穴	功 效
神门	属心经，位于腕部，腕掌侧横纹尺侧端，尺侧腕屈肌腱的桡侧凹陷处。	主治心痛、心烦、惊悸、健忘等心与神志症状，可有效改善睡眠。
三阴交	脾经、肝经、肾经的交会之处，位于脚内踝尖上3寸，内踝向上四指宽处，左右各一。	滋阴利湿，延缓衰老，是女性常用保健穴。
太冲	属肝经，位于脚部，大脚趾与第二趾之间，以手指沿大脚趾、次趾夹缝向上移压，压至能感觉到动脉，即是此穴，左右各一。	理气解郁，补气养血，镇静止痛。

步 骤

STEP
1
按摩神门穴 ▶

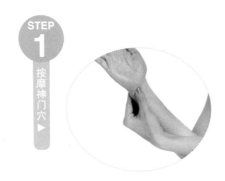

左手的拇指指腹按压对侧神门穴，略微用力，以神门穴为中心，逆时针按揉1分钟左右，以有明显的酸胀感为宜。右手拇指按压左手腕神门穴时，顺时针按揉1分钟左右。

STEP
2
点按三阴交穴 ◀

取坐姿，左手拇指点按对侧三阴交穴，另外四指环住小腿，力度由弱到强，点按面积逐渐增加，持续1分钟。左右腿穴位交替按摩。

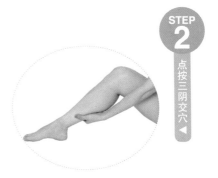

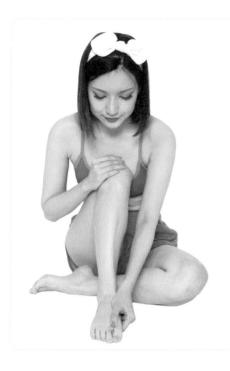

STEP 3

按揉太冲穴 ◀

全身放松，拇指指腹覆于太冲穴上，另外四指环住脚底，以略感疼痛的力度按揉 5 秒钟，然后松离，以局部感到酸胀为宜。左右两脚穴位交替按摩，各 30 次。

🖐 按摩 TIPS

● 按摩时会有疼痛感，全身一定要完全放松，按到疼痛减轻或痛感消失为止。

● 除了按摩，还要保证充足的睡眠，以顺应新陈代谢的规律。

🍴 食物加分

● 薏仁有保持人体皮肤光泽细腻的功效，泡水代茶饮可以消除粉刺、雀斑。

● 菠菜、生菜、芒果等富含维生素 A 的食物，可加快肌肤新陈代谢速度。

● 番茄含有番茄红素、膳食纤维及果胶等成分，不但热量低，还能促进肠胃蠕动。

顾盼生辉的眼部保养术

漆黑发亮的眼睛配上白皙红润的皮肤，任谁也无法抵挡这自然之美，细数荧屏或者身边那些所谓美女，流波转盼，灵活至极，似乎单是一双眼睛便能说话。然而镜子里的自己怎么那么憔悴？双眼无神，散发着浓浓的"满地黄花堆积，憔悴损"的过期味道，难道只能干瞪着眼睛羡慕嫉妒恨吗？

❀ 原因大起底

眼睛疲劳、酸涩的内因是肝血虚，中医认为"女子以血为本，以肝为先天，肝开窍于目"。藏血是肝的功能之一，它提供的血液和阴津就是滋养眼睛的，可以说，肝是明目的源泉。若肝虚，眼睛就容易疲劳、酸涩，甚至患眼疾。因此，都市丽人想要双目顾盼生辉，就要先养肝护肝。

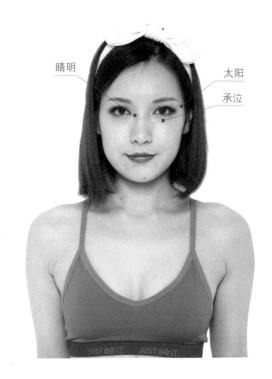

睛明　　　　太阳
　　　　　　承泣

【目标人群】眼睛疲劳、酸涩、双眼无

　　　　　　神者。

【作　　用】缓解眼部酸涩，促进眼部

　　　　　　血液循环。

【按摩目的】明目养眼。

【建议时间】

时间
5
分

取 穴	功 效
承泣 属胃经，位于面部，目正视，瞳孔直下，眼球与下眼眶边缘之间凹陷处，左右各一。	使气血旺盛，能够供应眼睛足够的血液，缓解眼部疲劳，预防和消灭眼袋。
睛明 属膀胱经，位于面部，内眼角与鼻梁之间的凹陷处，左右各一。	缓解眼睛疲劳，消除眼睛充血、红肿等症状，对眼部有调理和保健作用。
太阳 经外奇穴，位于前额两侧，外眼角延长线的上方，眉梢后凹陷处，左右各一。	给大脑以良性刺激，缓解疲劳，振奋精神，止痛醒脑，祛风清热，清头明目。

步 骤

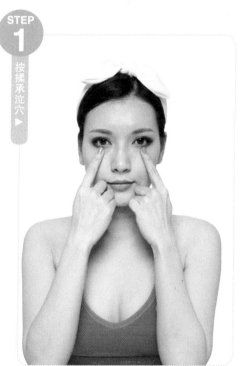

STEP 1 按揉承泣穴▶

双手食指指腹分别按于两侧承泣穴上，不要过度触压眼球，力度适中，反复按摩 20 ～ 30 次，以有酸涩感为宜。

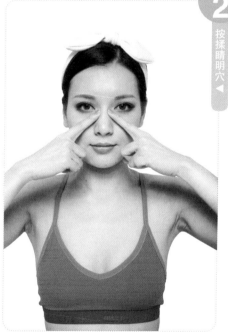

STEP 2 按揉睛明穴◀

双手食指指腹分别按于两侧睛明穴上，力度由轻及重按揉穴位约 1 分钟，使酸胀感传至眼睛周围。

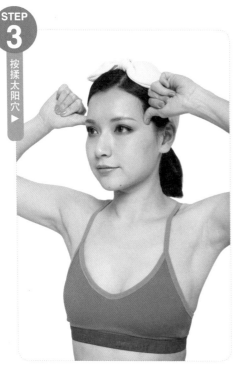

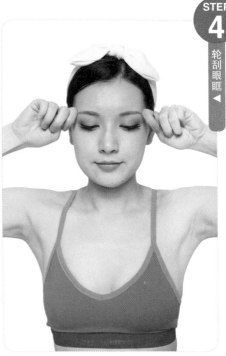

双手拇指分别置于两侧太阳穴上，轻柔缓和地转圈按揉，持续 10 秒，不宜用力过度，感觉酸胀即可，按摩 20 次。

闭眼，双手微微握拳，用食指指关节桡侧从两侧内眼角开始轮刮眼眶，按揉 5 圈。

🔅 按摩 TIPS

- 平时眼睛盯在一处超过一个小时就要按上述方法做按摩，以缓解视疲劳。
- 按摩的方向要固定，不然容易催生皱纹。
- 眼部肌肤比较薄，按揉时力度要轻柔，才能保护皮肤。
- 将毛巾浸入茶水里吸足茶水，取出毛巾敷眼 10 ~ 15 分钟，可消除眼睛疲劳。

🍴 食物加分

- 多吃富含维生素 A 的食物，如动物肝脏、胡萝卜、油菜等，可明目。
- 枸杞子、决明子、杭白菊代茶饮，可延缓眼睛衰老。
- 胡萝卜富含维生素 A、维生素 E，能增强视力，还能起到明目的作用。

✳ 由内而外除眼袋

　　一双水肿泡泡眼总让人显得无精打采，即使是身材姣好、面容俊秀的 MM，带着无神、浮肿明显的桃子眼也是要大扣分的。眼睛下面既有眼袋也有卧蚕。卧蚕最易出现在大眼睛或眼睛略凸的人身上，它给人一种亲切感，其观感与眼袋所带来的憔悴感截然不同，眼袋让人显疲惫，而卧蚕往往让一个人看起来更显朝气与活力。你的是眼袋还是卧蚕呢？

✽ 原因大起底

　　中医五行理论认为，肝属木，脾属土，木克土。肝火过旺会影响脾胃正常的功能，而脾胃虚弱就会有大眼袋出现。中医经络理论认为，下眼睑走胃经，眼袋的位置是胃经的承泣穴、四白穴所在。眼袋的出现多是因为胃燥化水功能出现衰退，胃机能差，承泣穴、四白穴阻塞所致。最好的解决方式是通过穴位按摩健脾祛湿、扶助正气，祛除眼袋。

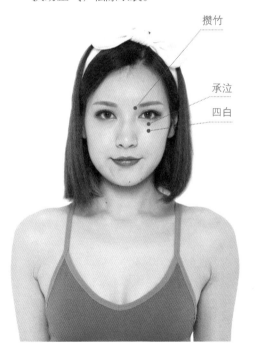

攒竹

承泣

四白

【目标人群】大眼袋者、双眼无神者。

【作　　用】预防、消除眼袋。

【按摩目的】美眼明目。

时间

7

分

【建议时间】

取 穴		功 效
承泣	属胃经，位于面部，目正视，瞳孔直下，眼球与下眼眶边缘之间凹陷处，左右各一。	旺盛气血，供应眼睛足够的血液，缓解眼部疲劳，预防和对付眼袋松弛。
四白	属胃经，位于面部，目正视，瞳孔直下，眼眶下缘一横指处，左右各一。	改善头部气血不足，消除黑眼圈、鱼尾纹。
攒竹	属膀胱经，位于面部，眉毛内侧端，眉头根部眼眶骨凹陷处，左右各一。	可用于面部美容，缓解眼部疲劳、眼睛浮肿、迎风流泪等眼部不适。

步 骤

STEP 1 拍打眼角 ▶

STEP 2 按揉承泣穴 ◀

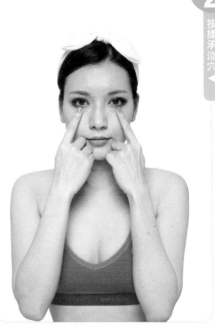

双手中指指腹快速拍打内眼角处，沿着下眼眶缓缓拍向外眼角，带动深层神经并加速眼部血液循环，拍打次数在20 次左右。

双手食指指腹分别按于两侧承泣穴上，不要过度触压眼球，力度适中，反复按摩 20~30 次，以出现酸涩感为宜。

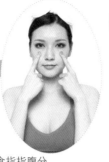

STEP 3 　揉推四白穴 ▶

　　面部放松，双手食指指腹分别按于两侧四白穴，力度由轻及重，持续约 2 分钟，以酸涩感传递至眼睛周围为宜。

STEP 4 　按压攒竹穴 ▶

　　面部放松，双手轻抚额头，双手中指按压两侧攒竹穴约 1 分钟，使得酸胀感扩散到眼睛周围。

STEP 5 　掌压眼眶 ▶

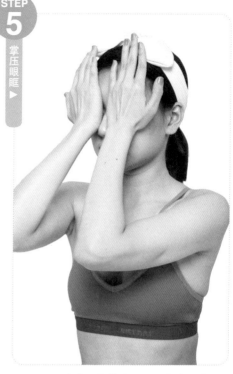

　　双手掌压住整个眼眶，力度适中，左眼按顺时针方向揉压，右眼按逆时针方向揉压，持续约 2 分钟。

🖐 按摩 TIPS

- 眼部肌肤比较脆弱，按揉时不宜用力过大。
- 保持眼周皮肤滋润不干燥，经常敷眼膜，还要保证充足的睡眠。
- 上下眼睑要有意识地做闭合运动，每日坚持在 100 次以上，以改善和消除眼睑下垂。

🍴 食物加分

- 多吃富含维生素 A 和 B 族维生素的食物，如胡萝卜、土豆、豆制品和动物肝脏。
- 将切片的小黄瓜敷在眼袋部位，可以镇静肌肤，还能帮助减轻黑眼圈症状。

✳ 可逆的鱼尾纹

　　笑让人更美，但是笑多了，会留下恼人的岁月痕迹。每笑一次，鱼尾纹便会加深一次。很多美人在时光的摧枯拉朽中暗自凋零，但是总有那么一些人，年龄对她们来说从来就不是问题，她们在岁月的打磨中越发绚烂夺目，影视圈的不老神话如赵雅芝、杨钰莹，时间似乎没有在她们身上留下任何痕迹。祛除鱼尾纹，获得宛若无龄的肌肤，那么你就能加入"逆生长"的大家庭,让自己保持朋友圈"潮girl"的风采！

❀ 原因大起底

　　眼部四周是脸上最娇嫩的部分，随着年龄的增长，水分容易流失，而且眼部周围由于没有皮脂分布，无法分泌油脂，渐渐地便会失去弹性，皱纹也容易产生。鱼尾纹和幼纹最常出现在眼角，通常以干性肌肤最容易产生皱纹。对面部一些部位进行按摩，可促进气结畅通，使细胞活化，这样，气血便能滋养眼部肌肤，从而抚平眼部细纹。

【目标人群】眼角有鱼尾纹、肌肤老化者。

【作　　用】淡化鱼尾纹，紧致肌肤。

【按摩目的】让眼角不再暴露年龄。

【建议时间】时间 10 分

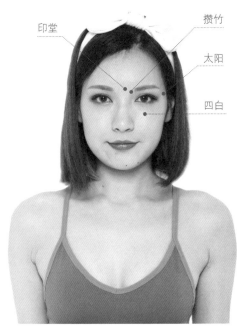

印堂　攒竹　太阳　四白

取 穴	功 效
四白	属胃经，位于面部，目正视，瞳孔直下，眼眶下缘一横指处，左右各一。	改善头部气血不足，消除黑眼圈、鱼尾纹。
攒竹	属膀胱经，位于面部，眉毛内侧端，眉头根部眼眶骨凹陷处，左右各一。	可用于面部美容，调理眼部疲劳、眼睛浮肿、迎风流泪等眼部不适。
印堂	经外奇穴，位于面部，两眉头连线中点即是。	疏风清热，止痛，清头明目，通鼻开窍。
太阳	经外奇穴，位于前额两侧，外眼角延长线的上方，眉梢后凹陷处，左右各一。	给大脑以良性刺激，缓解疲劳，振奋精神，止痛醒脑，祛风清热，清头明目。

步 骤

STEP 1 按摩眼角▶

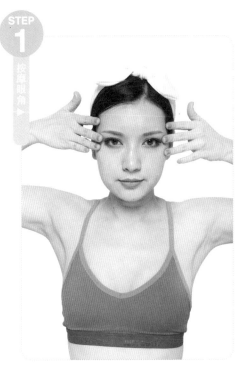

STEP 2 揉推四白穴◀

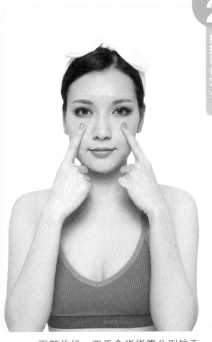

　　双手中指指腹由外侧眼角开始至发髻处，力度适中轻轻做螺旋式按摩，每次30秒，反复3次。

　　面部放松，双手食指指腹分别按于两侧四白穴上，边揉边推，力度由轻渐渐加重，持续约2分钟，以有酸涩感传至眼睛周围为宜。

STEP 3 按压攒竹穴 ▶

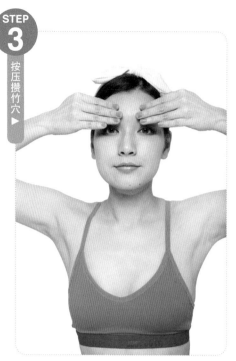

STEP 4 ◀ 点按印堂穴

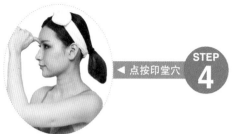

面部放松，左手拇指覆于印堂穴上，用较强的力点按 10 次，然后再轻轻揉动 10 圈。

STEP 5 ◀ 按揉太阳穴

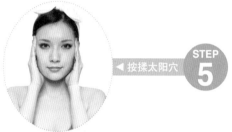

面部放松，双手轻抚额头，双手中指按压两侧攒竹穴约 1 分钟，使得酸胀感扩散到眼睛周围。

双手中指指腹置于两侧太阳穴，轻柔缓和地转圈按揉，持续 10 秒，但注意不可用力过度，感觉酸胀即可，按摩 20 次。

🕐 按摩 TIPS

- 女人是离不开水的，日常每天要保证饮用八杯水，补充水分。
- 平时避免过分揉擦眼睛，卸妆要彻底，但力度要适中，以免揉松眼部肌肤。
- 若配戴隐形眼镜，最好一星期敷一次眼膜。
- 眼部皮肤较脆弱，按摩时力度不要太大。

🍴 食物加分

- 吃剩的鸡骨头与鸡皮一同煲汤，不仅营养丰富，常喝还能使肌肤细腻、淡化鱼尾纹。
- 胡萝卜有"小人参"的美称，含有丰富的胡萝卜素，经常食用可延缓肌肤衰老。

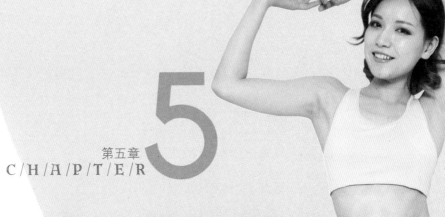

难言之隐没解决，
谈什么"享瘦"

不痛不胀过经期

每个月的那几天本来已经够烦的了，雪上加霜的痛经让姐妹们"求生不得求死不能"，男友那句不痛不痒的"多喝点热水吧"让人恨得牙痒痒，多喝水是根本不能解决问题的！痛经到底有多痛？直不起腰，下不来床，甚至说话都变得有气无力，还要忍受小腹不时的反抗，精神不佳，夜不能寐。这个时候真想时间能过得快一点，让这痛苦的感觉快快消失。难道没有办法可以缓解痛经，甚至永远摆脱痛经吗？

❀ 原因大起底

痛经是女性体内血液积瘀、气血不畅通所致，一些女性朋友的痛经和心理因素有关系。中医认为，痛经的主要病因有三：一是因着凉受寒导致的寒凝血瘀，很多姐妹们冬天穿得美美的，讲究所谓的"美丽冻人"，导致身体长时间处于寒冷状态，这是痛经的一大根源；二是因肝气不舒导致的气滞血瘀；三是因肝肾亏损、精血不足导致的气血运行不畅。经间期按摩相关穴位，可以舒缓血瘀症状，长期坚持可以有效缓解月经期间的不适症状。

【目标人群】有痛经困扰者。

【作　　用】缓解痛经症状。

【按摩目的】通则不痛。

【建议时间】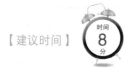

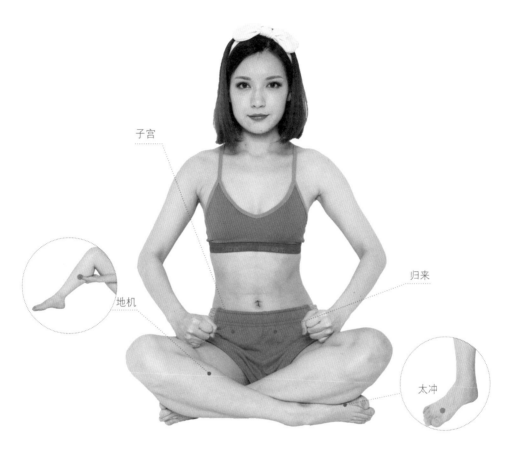

子宫

归来

地机

太冲

	取　穴	功　效
太冲	属肝经，位于脚背，大脚趾与第二趾之间，以手指沿大脚趾、次趾夹缝向上移压，压至能感觉到动脉，即是此穴，左右各一。	理气解郁，补气养血，镇静止痛。
地机	属脾经，位于小腿内侧，内踝尖与阴陵泉穴的连线上，阴陵泉穴直下3寸。	缓解腹痛、泄泻、小便不利、水肿、痛经、月经不调等症状。
子宫	经外奇穴，位于下腹部，肚脐向下4寸，前正中线旁开3寸，左右各一。	具有活血化瘀、理气止痛、缓解痛经的功效。
归来	属胃经，位于下腹部，肚脐向下4寸，前正中线旁开2寸，左右各一。	可辅助治疗月经不调、痛经、闭经、腹痛等症。

步 骤

STEP
1

按揉太冲穴 ▶

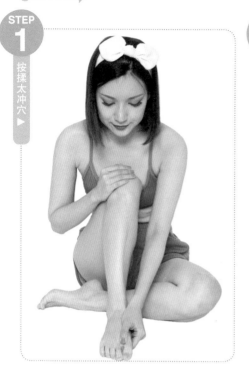

STEP
2

点按地机穴 ▶

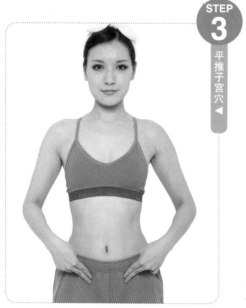

取坐姿，拇指指腹点按地机穴周围，找到最敏感点之后，用拇指指腹由轻及重按压，以能忍受的力度为宜，坚持按压1分钟。左右腿穴位交替按摩。

全身放松，将拇指指腹覆于太冲穴上，另外四指环住脚底，以略感疼痛的力度按揉5秒钟，然后松离，以局部感到酸胀为宜。左右脚穴位交替按摩，各30次。

STEP
3

平推子宫穴 ◀

取平躺、站立姿势均可，双手食指、中指按压双侧子宫穴，用力上下平推2分钟，直至腹部发热并出现酸胀感。

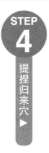

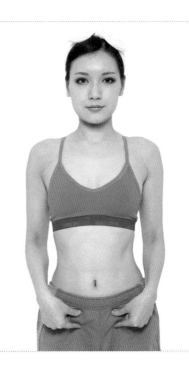

STEP
4
提捏归来穴 ▶

　　取平躺、站立姿势均可。全身放松，用拇指、食指、中指轻轻提捏两侧归来穴，力度由轻及重，以局部感到酸胀、发热，并向周围发散为宜，约 1 分钟。

🕐 按摩 TIPS

- 平日里做好腹部保暖工作，就可以避免许多妇科疾病。
- 长时间伏案工作者，坐 1 ～ 2 小时后，应起身走动，有利于气血畅通，预防痛经。
- 按摩一般在经前一周开始，月经来潮后停止。

🍴 食物加分

山楂桂枝红糖汤和姜枣红糖水，具有温经通脉、化瘀止痛的功效，适用于寒性痛经症及面色无华者。

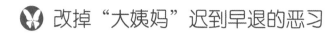 改掉"大姨妈"迟到早退的恶习

不管你是弱柳扶风的"软妹子",还是风风火火的"女汉子",在每个月的那几天都不可避免地要承受煎熬。月经正常运行还好,一旦月经不调,简直是要老命的节奏。

"大姨妈"有多难伺候?相信大多数女性在谈起自己的"大姨妈"时都有一肚子的委屈。自家"姨妈"出没,正常的话按月来,陪伴4～7天,不正常的话可就难说了,赖着不走让人烦,来了一两天就走也让人烦。自己的情绪还非常容易失控,"姨妈"来访期间,整个人都不好了。有没有什么办法能让"姨妈"规矩点啊?

❋ 原因大起底

女人月经不调主要是肝肾脾等功能失常引起的。都市女性的生活习惯多半不大规律,诸如精神压力大、睡眠不足、饮食不节等影响因素,常常会引起女性荷尔蒙紊乱造成月经不调及生理胀痛、经期焦躁等。除此之外,由于体寒造成血液流通不畅,也会引起月经不调。很多姐妹们过度节食,导致机体能量摄入不足,造成体内大量脂肪和蛋白质被耗用,影响月经来潮,甚至经量稀少或闭经。按揉相关穴位,改善子宫和卵巢的血液循环,就能有效缓解月经不调症状。

【目标人群】月经不调者、经期躁郁者。

【作　　用】调理月经不调症状。

【按摩目的】让"大姨妈"规规矩矩。

【建议时间】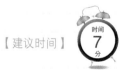

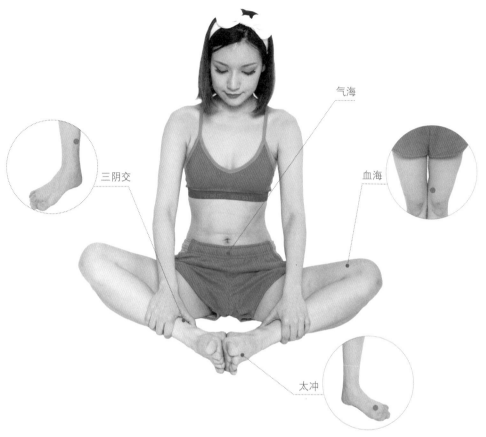

气海

三阴交

血海

太冲

	取　穴	功　效
血海	属脾经，位于大腿内侧，以对侧手掌扣住膝盖，手指向上，拇指所止处即是，左右各一。	治疗血症的要穴，具有活血化瘀、补血养血、缓解痛经的功效，是女性生血之海。
三阴交	脾经、肝经、肾经的交会之处，位于脚内踝尖上3寸，内踝向上四指宽处，左右各一。	滋阴利湿，延缓衰老，是女性常用保健穴。
太冲	属肝经，位于脚部，大脚趾与第二趾之间，以手指沿大脚趾、次趾夹缝向上移压，压至能感觉到动脉，即是此穴，左右各一。	理气解郁，补气养血，镇静止痛。
气海	属任脉，位于腹部，前正中线上，肚脐正下方1.5寸处。	大补元气，补血填精，助消化，燃脂肪，可辅助治疗小腹疼痛。

步　骤

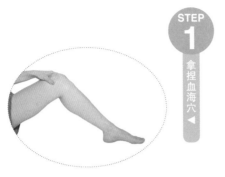

STEP **1**

拿捏血海穴 ▶

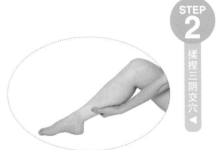

STEP **2**

揉捏三阴交穴 ▶

取坐姿，将左手拇指指腹覆于同侧血海穴上，另外四指环住膝盖处，以个人能承受的力度按压血海穴，穴位处有酸胀感即可，持续按摩约 1 分钟。左右腿穴位交替按摩。

取坐姿，左手拇指指腹覆于右腿三阴交穴上，另外四指环住小腿，以腿部穴位略感疼痛的力度揉捏三阴交穴，局部有酸胀感为宜，持续约 30 秒。左右腿穴位交替按摩。

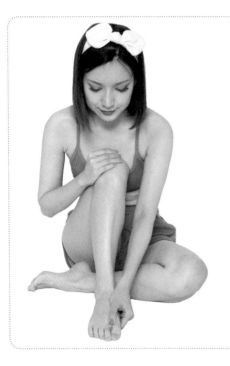

STEP **3**

按揉太冲穴 ▶

取坐姿，全身放松，左手拇指指腹覆在右脚太冲穴上，另外四指环住脚掌，以略感疼痛的力度点按 5 秒钟，以局部感到酸胀为宜，然后松离。左右脚穴位交替按摩，各 10 次。

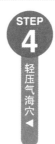

STEP
4

轻压气海穴 ◀

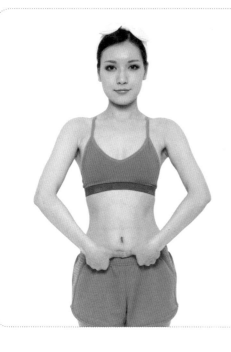

　　双手拇指相叠后（左手置于右手之上）覆于气海穴上，拇指指腹轻轻按压此穴位，直至穴位附近有发热感，约2分钟。

🖐 按摩 TIPS

● 按揉时，力度不宜太大。

● 久坐之后，也可随时按摩以上所讲的部分穴位以缓解疲劳。

🍴 食物加分

● 不宜多食辛辣、刺激性食物。

● 注意调整好心态，保持心情愉快。

● 体质虚弱者应多食用具有营养滋补和补血活血通络作用的食物，如鸡蛋、牛奶、红枣、桂圆、核桃、羊肉等。

● 气滞血瘀型闭经者，应多食用具有行血化瘀功效的食物，如生姜、红枣、红糖等。

让内分泌风调雨顺：闭经调理法

如果说月经不调是女性的噩梦之一的话，那么闭经就是置人于死地的终极噩梦！经期远离我们而去，就是衰老、失去女性基本功能、女性魅力远去的见证。虽然闭经通常都是到了更年期才开始出现的现象，但是现代人由于不健康的生活方式、巨大的生活压力，内分泌受到影响，很多人在年纪轻轻的时候就饱受闭经折磨。是时候放缓生活的脚步，关爱一下自己的身体了。

✿ 原因大起底

女性闭经的原因不一而足。气血虚弱型闭经，是由于脾胃不健，或忙于工作而导致饮食劳倦，忧思过度，损伤心脾；另外则是久病、失血，或哺乳过久，致营血亏耗，冲任血虚，无血化生而致闭经。肝肾不足型闭经，多为少女所发，由先天禀赋不足，肾气亏损，肝血虚少，不能够化生经血而致闭经。其中妇女多因多产或者房事，气血双亏致肾精肝血不足，胞宫之血下溢而致闭经。对症保养，饮食调节，外加穴位按摩，可以改善闭经症状。

【目标人群】非年龄因素闭经者、月经失调者。

【作　　用】改善闭经症状。

【按摩目的】让"大姨妈"如期而至。

【建议时间】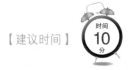

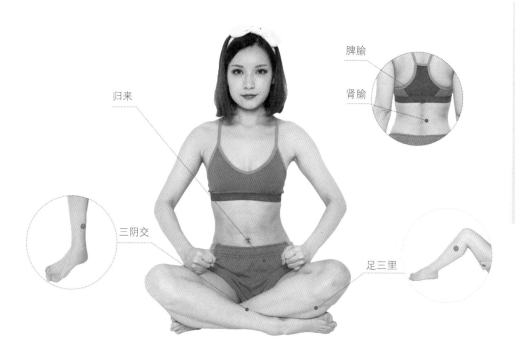

脾腧
肾腧
归来
三阴交
足三里

	取　穴	功　效
三阴交	脾经、肝经、肾经的交会之处，位于脚内踝尖上3寸，内踝向上四指宽处，左右各一。	滋阴利湿，延缓衰老，是女性常用保健穴。
足三里	属胃经，位于下肢，胫骨边缘，外膝眼下3寸，即四横指宽，酸麻胀痛感最强处即是，左右各一。	调节机体免疫力，增强抗病能力，调理脾胃，补中益气，扶正祛邪，是强壮身心的大穴。
归来	属胃经，位于下腹部，肚脐正下4寸，旁开两横指宽处，左右各一。	辅助治疗月经不调、痛经、闭经、腹痛等症。
肾腧	属膀胱经，位于腰背部，第二腰椎棘突下，左右旁开二指宽处。	促进人体荷尔蒙分泌，增强肾的生理机能，缓解经期疼痛。还可以提高人体免疫力，对高血压、腰痛、失眠也有一定的改善效果。
脾腧	属膀胱经，位于背部正中线，第十一胸椎棘突下，左右旁开二指宽处。	外散脾脏之热，主治泄泻、水肿、倦怠感、胸胁痛、食欲不振等。

STEP 1 按揉三阴交穴 ▶

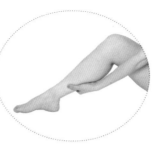

取坐姿，左手拇指指腹覆于右腿三阴交穴上，另外四指环住小腿，以腿部穴位略感疼痛的力度按揉三阴交穴。左右腿穴位交替按摩，共约2分钟。

取坐姿，左手拇指指腹覆于同侧足三里穴上，另外四指环住小腿，以个人能够承受的力度点按穴位1分钟，以局部感到酸胀为宜。左右腿穴位交替按摩。

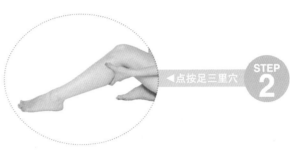

◀ 点按足三里穴 STEP 2

STEP 3 提捏归来穴 ◀

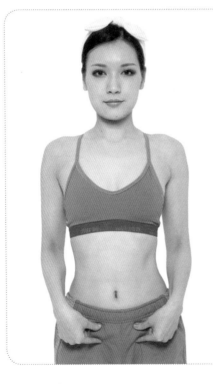

取平躺、站立姿势均可。全身放松，用拇指、食指、中指轻轻提捏两侧归来穴，力度由轻及重，以局部感到酸胀、发热，并向周围发散为宜，约1分钟。

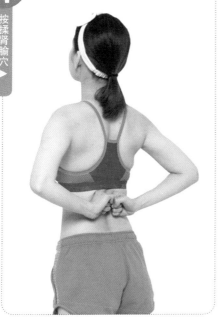

STEP 4 按揉肾腧穴 ▶

挺直腰，上身微微后倾，双手握拳抵在肾腧穴上，呼气时用力按压穴位 5 秒钟，吸气时松离，重复按摩 20 次，以局部感觉发热为宜（此动作也可由他人协助完成）。

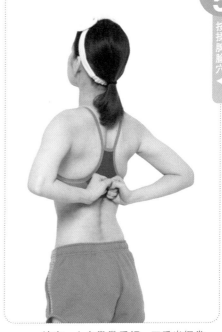

STEP 5 按揉脾腧穴 ◀

站直，上身微微后倾，双手半握拳贴住脾腧穴，呼气时用较大力度上下按揉穴位 5 秒钟，吸气时松离，重复按摩 20 次，以局部发热为宜（按摩此穴位时，也可由他人协助完成）。

🕐 按摩 TIPS

● 按揉力度不宜太大，以轻柔为原则。

● 部分穴位可随时随地按摩。

🍴 食物加分

● 平时少吃辛辣、刺激食物，保持心情愉快。

● 多食用具有营养滋补和补血活血通络作用的食物，如鸡蛋、牛奶、大枣、桂圆、核桃、羊肉等。

🌸 清清爽爽，白带不再异常

美眉们每天都要把自己捯饬得光鲜亮丽才肯出门，但真要计较起来，在这光鲜外表之下，每一位姐妹几乎都有不可告人的难言之隐。内裤，对于女人来说，是卫生、保护和安全感，同时也像胸罩般满足自恋与异性诱惑。可是隐藏在内裤背后的，女人有多少不能说的身体秘密呢？比如不可避免的白带异常，量大的时候感觉湿湿的很不舒服，有时甚至会有异味，老是担心周围的人会闻到，一直用护垫据说又影响私处健康，真是烦透了！

✽ 原因大起底

白带异常多是由体内湿气过重造成的，湿的特点是重、浊、黏、腻，所引起的疾病往往迁延难移。而且，湿性趋下，最容易侵袭人体的阴位。湿有外湿和内湿之分。外湿，多与所处的气候环境有关，阴雨连绵，空气潮湿的时候，带下病的发病率就很高。经期或者产后不注意保养，过早接触冷水、淋雨受凉等情况也会导致湿气渗入身体。体内有湿邪容易出现白带量多、清稀如水、绵绵不绝等症状。这个时候，辅以有助于排除体内湿邪的按摩手法，可帮助女性解除白带异常困扰。

【目标人群】白带异常、妇科疾病患者。

【作　　用】缓解白带异常症状。

【按摩目的】还私处清爽。

【建议时间】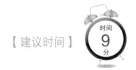

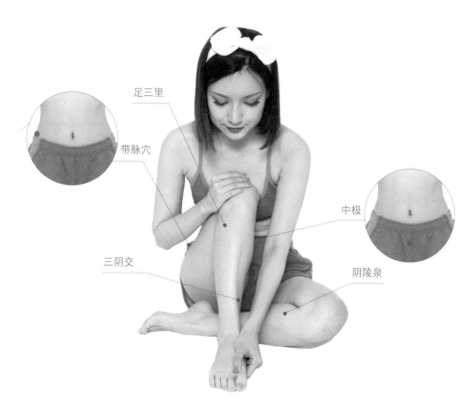

足三里
带脉穴
三阴交
中极
阴陵泉

	取 穴	功 效
阴陵泉	属脾经，位于小腿内侧，膝下胫骨内侧凹陷处，与阳陵泉穴相对，左右各一。	缓解腹痛、泄泻、小便不利、水肿、痛经、月经不调等症状。
带脉穴	属胆经，位于侧腹部，第十一肋骨游离端直下平脐处，左右各一。	通调气血，调经健脾，缓解白带异常，减少腰腹部赘肉，加速脂肪代谢。
中极	属任脉，位于腹部，前正中线上，肚脐正下方4寸处。	可辅助治疗阴痒、阴痛、带下、月经不调、痛经、闭经、水肿等症。
三阴交	脾经、肝经、肾经的交会之处，位于脚内踝尖上3寸，内踝向上四指宽处，左右各一。	滋阴利湿，延缓衰老，是女性常用保健穴。
足三里	属胃经，位于下肢，胫骨边缘，外膝眼下3寸，即四横指宽，按压时，酸麻胀痛感最强处即是，左右各一。	调节机体免疫力，增强抗病能力，调理脾胃，补中益气，扶正祛邪，是强壮身心的大穴。

步 骤

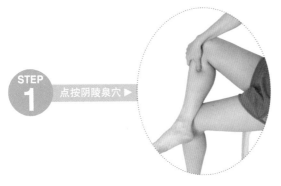

取坐姿，右手拇指指腹覆在同侧阴陵泉穴上，另外四指环住膝盖，以个人能承受的力度点按1分钟，以局部出现酸胀感为宜。左右腿穴位交替按摩。

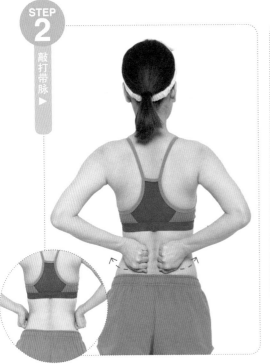

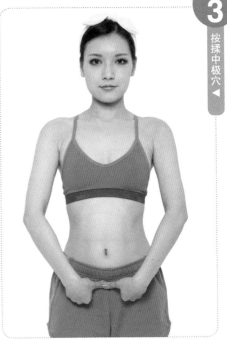

双手轻轻握拳，从背后腰中部开始，向两侧沿着带脉横向敲打，至肚脐为一圈，每次敲击30～50圈，并重点在腰部两侧的带脉穴上敲打50～100下。

将两手拇指指腹叠加（左手拇指置于右手拇指之上），以个人能承受的力度按揉中极穴1分钟，以局部有酸胀感为宜。

STEP
4　揉捏足三里穴 ▶

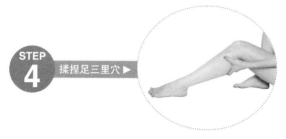

取坐姿，左手拇指指腹覆于同侧足三里穴上，另外四指环住小腿，力度由轻及重揉捏穴位 1 分钟，以局部感到酸胀为宜。左右腿穴位交替按摩。

STEP
5
按揉三阴交穴 ▼

取坐姿，左手拇指指腹覆于右腿三阴交穴上，另外四指环住小腿，以腿部穴位略感疼痛的力度按揉三阴交穴，持续约 1 分钟。左右腿穴位交替按摩。

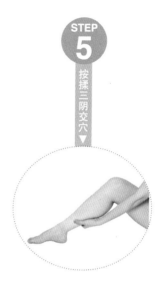

🕐 **按摩 TIPS**

- 女性平时要注意个人卫生，勤换内裤，不要频繁使用私处护理液。
- 坚持每天按摩以上穴位，效果更佳。

🍴 **食物加分**

- 白扁豆味甘，有健脾化湿、利尿消肿的功效，常食可帮助排出体内湿气。
- 山药归脾、肾、肺三经，有很好的滋阴作用，可多多食用。
- 白果可促进血液循环，使人肌肤红润，可适当加入饮食中。

关爱盆腔，为美丽加分

　　盆腔犹如女人的"聚宝盆"，里面装着女人特有的秘密武器，可即便我们知道了它的重要性，一不留神也会让它受委屈。每当体质弱、抵抗力下降的时候，或是特别劳累、久坐后，或性生活之后，白带增多，感觉下腹隐痛、腰酸，有时甚至出现尿频、腹痛加剧等，这苦不堪言的症状就是慢性盆腔炎了。一旦出现盆腔炎的症状就要引起重视了，因为它有可能使想做妈妈的女性朋友们希望破灭。

✿ 原因大起底

　　慢性盆腔炎的病因是外邪乘虚内侵，导致冲任脏腑功能失调，经络受阻导致腰酸、腹痛、带下、痛经等。根源是肾气不足、带脉失约，月经后期由于胞宫空虚，体内肝肾精血趋于暂时不足阶段，机体防御功能降低，病邪乘虚而入；月经前期肾虚肝郁影响脾运，湿气下移，致本病诸症多于月经前后发作或加重。"血瘀"是慢性盆腔炎关键性的发病机制，血瘀日久会导致肝失疏泄、脾失健运，或苦寒清热太过伤脾。中医穴位按摩法可排除体内湿热毒邪，对慢性盆腔炎有预防和辅助治疗作用。

【目标人群】慢性盆腔炎及常见妇科病患者。

【作　　用】消炎止痛。

【按摩目的】盆腔健康，不要炎症。

【建议时间】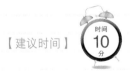

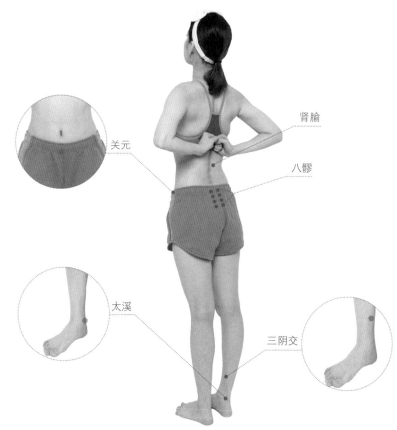

肾腧

八髎

关元

太溪

三阴交

	取　穴	功　效
太溪	属肾经，位于脚内侧，内踝后方与脚跟骨筋腱之间的凹陷处，左右各一。	清热解毒，升举阳气，对肾脏病、膀胱炎、手脚冰凉、女性月经不调、手脚无力、风湿痛等有很好的辅助疗效。
三阴交	脾经、肝经、肾经的交会之处，位于脚内踝尖上3寸，内踝向上四指宽处，左右各一。	滋阴利湿，延缓衰老，是女性常用保健穴。
肾腧	属膀胱经，位于腰背部，第二腰椎棘突下，左右旁开二指宽处。	促进人体荷尔蒙分泌，增强肾功能，缓解经期疼痛。还可以提高人体免疫力，对高血压、腰痛、失眠也有一定的改善效果。
关元	属任脉，位于腹部，前正中线上，肚脐正下方3寸处。	培元固本，补益下焦，消除腹部脂肪，可辅助治疗月经不调、痛经、腹痛等不适。
八髎	属膀胱经，又称上髎、次髎、中髎和下髎，左右共八个穴位，分别在第一、二、三、四骶后孔中，合称"八髎穴"。	可辅助治疗腰骶部疾病、下腰痛、小便不利、月经不调、小腹胀痛、盆腔炎等病症。

步骤

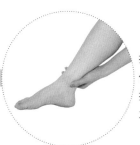

STEP 1 按压太溪穴 ▶

取坐姿，两膝向外打开，将左手拇指指腹覆于右腿太溪穴上，另外四指环住小腿，用拇指指腹以略感疼痛的力度按揉约 1 分钟，以局部有酸胀感为宜。左右腿穴位交替按摩。

全身放松，取坐姿，左手拇指指腹用力按揉右腿三阴交穴，另外四指环住小腿，以局部有酸胀感为宜，持续约 1 分钟。左右腿穴位交替按摩。

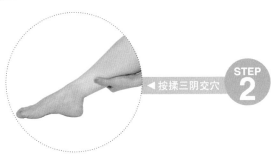

◀ 按揉三阴交穴 **STEP 2**

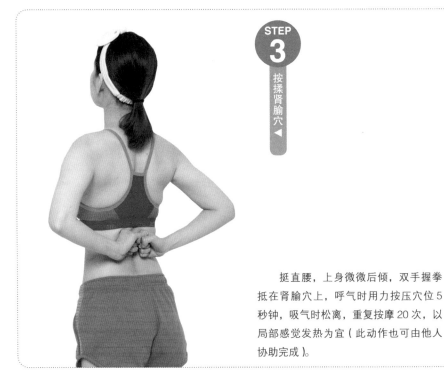

STEP 3 按揉肾腧穴 ◀

挺直腰，上身微微后倾，双手握拳抵在肾腧穴上，呼气时用力按压穴位 5 秒钟，吸气时松离，重复按摩 20 次，以局部感觉发热为宜（此动作也可由他人协助完成）。

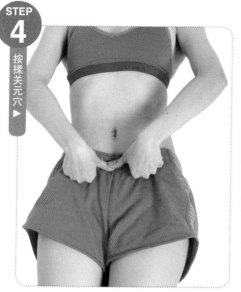

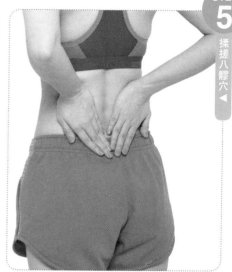

STEP **4** 按揉关元穴 ▶

STEP **5** 揉搓八髎穴 ◀

仰卧，双手拇指叠加于关元穴（左手拇指置于右手拇指之上），以个人能够承受的力度慢慢按揉2分钟，直至局部有酸胀感为宜。

挺直腰，双手掌心贴住八髎穴，指尖朝下，力度由轻及重从上到下揉搓，重复约50次，以局部有热度并向周围扩散为宜。

🤚 按摩 TIPS

- 常按三阴交有益于女性健康，工作间隙也可以随时按摩。
- 常搓八髎可以促进盆腔血液流动，有利于盆腔健康，对备孕期的女性益处尤其大。如果不能常搓八髎，也一定要注意给肾腧、八髎所在的后腰保暖，为盆腔提供健康的身体环境。

🍴 食物加分

- 女性应多吃高蛋白的食物，如瘦肉、豆制品，适当多吃蔬菜、水果等。可补充维生素C以提高身体的抵抗力。
- 金枪鱼肉低脂肪、低热量，还有优质的蛋白质，而且可以平衡身体所需要的营养，是减肥期间的推荐肉食。

127 >

乳腺增生，通才不痛

在对美丽的追求上，女性朋友们的要求各异，但对胸部美的追求是一致的，谁不希望自己有傲人的挺拔曲线呢？乳腺增生会带来生理上的痛苦，每个月的那几天，大姨妈痛就已经够难受的了，胸部也会跟着胀痛，碰都碰不得。除此之外，心理上的担惊受怕也常常困扰女性朋友，让我们对心爱的他也会莫名地多几分敌意，心情跌落谷底。

✽ 原因大起底

乳腺增生的病因多是情怀不畅、肝气不疏而导致的气滞血瘀、冲任不调，常伴有月经紊乱、面部色斑。外因则是，女性朋友们的工作压力比较大，导致内分泌失调。平时情志抑郁，心情不畅也是一大原因，这就需要女性朋友们格外注意，工作之余除了照料好自己的身体，还要保持好心情。乳腺增生最怕的就是心情好，心情一好体内的瘀堵就能自然疏通，通就不痛了！

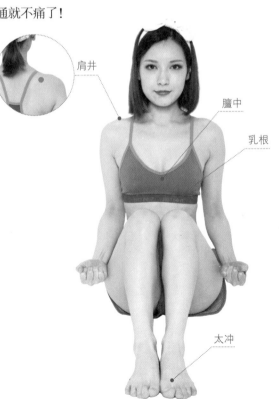

【目标人群】**乳腺增生患者。**

【作　　用】**缓解乳腺增生症状。**

【按摩目的】**还乳房健康。**

【建议时间】 时间 **8** 分

取 穴	功 效
肩井	属胆经，位于肩膀之上，大椎穴（后正中线上第七颈椎棘突下凹陷中）与肩峰连线的中点处，左右各一。	缓解痛症的要穴，可辅助治疗肩酸痛、头痛、头重脚轻、耳鸣、高血压、乳腺炎等。
膻中	属任脉，位于胸部，前正中线上，两乳头连线的中点处。	活血通络，宽胸理气，有效缓解呼吸系统、消化系统病症。
乳根	属胃经，位于胸部，前正中线旁开4寸，乳头直下，乳房根部，第五肋间隙，左右各一。	畅通气血，紧实胸部，可辅助治疗胸痛、胸闷、乳腺增生、乳房肿痛、乳房下垂、咳嗽、打嗝等。
太冲	属肝经，位于脚背部，大脚趾与第二趾之间，以手指沿大脚趾、次趾夹缝向上移压，压至能感觉到动脉，即是此穴，左右各一。	理气解郁，补气养血，镇静止痛。

步 骤

STEP 1 揉捏肩井穴 ▶

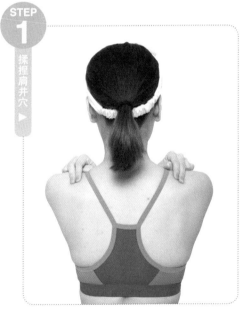

STEP 2 按揉膻中穴 ◀

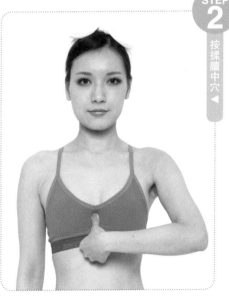

双手在胸前交叉，将双手的食指和中指并拢，放在对侧肩井穴上，用力揉捏5秒后，慢慢放开，以个人能够承受的力度为宜，直至酸胀感向周围扩散，持续按摩约2分钟。

左手拇指指腹点按膻中穴，呼气时按揉5秒，吸气时松离，反复按摩20次，以酸胀感向穴位周围扩散为宜。

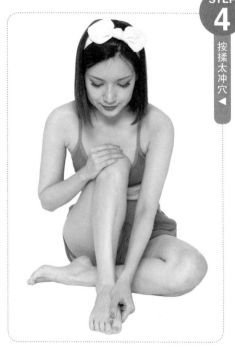

双手食指和中指并拢，用指腹点按乳根穴，呼气时点按 5 秒，边按边揉，吸气时松离，反复按摩 20 次。

全身放松，左手拇指指腹覆于右脚太冲穴上，另外四指环住脚底，以略感疼痛的力度按揉 5 秒钟，然后松离，以局部感到酸胀为宜。左右脚穴位交替按摩，各 20 次。

按摩 TIPS

● 太冲穴在脚部，洗脚的时候一并按摩太冲穴，效果更佳。

● 按摩膻中穴时，不宜过度用力，要轻轻点按。

食物加分

● 丝瓜中含有一种干扰素诱生剂，可以在人体内催生干扰素，尤其适合乳腺增生患者食用。

● 海带素有"长寿菜""海上之蔬""含碘冠军"的美誉，经常食用，可预防乳腺增生。

❀ 无炎症，才"挺"美

　　虽说乳腺炎在女性哺乳期高发，但是，并不代表非哺乳期女性就可以高枕无忧。拿都市白领女性来说，都说办公室白领"夏天晒不黑，冬天冻不着"，看上去好像工作清闲又安逸，但最新的研究表明，长时间伏案工作或使用电脑，对乳腺极为不利。长期的电脑辐射有可能影响内分泌，进而诱发乳腺炎。许多女性为了凸显身材，还特意穿上塑形内衣，这样的"贴身武器"会使乳腺组织受到压迫，使乳腺导管产生淤积，进而导致乳腺发炎！乳房健康受到威胁，傲人的双峰还怎么能让做女人"挺"好呢？

✿ 原因大起底

　　乳腺炎是产褥期常见病，部分女性在非哺乳期也会受到此病的困扰。一般认为，哺乳方法不当，乳汁流出不畅、乳腺导管堵塞等情况导致的乳汁淤积，易成为细菌繁殖的温床，因此患病。"女子乳头属肝，乳房属胃"，肝郁胃热也是乳腺炎发病的病机。女性朋友应重视对胸部的养护，适当的按摩，不但可以舒筋活血，减轻症状，还能有效防止胸部变形。

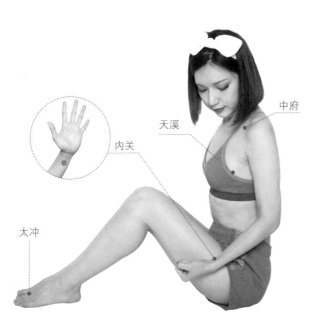

内关

天溪

中府

太冲

【目标人群】产褥期乳腺炎患者、穿
　　　　　　衣不适型乳腺炎患者。

【作　　用】缓解乳腺发炎症状。

【按摩目的】保护乳房。

【建议时间】

时间
10
分

131>

	取 穴	功 效
太冲	属肝经，位于脚背部，大脚趾与第二趾之间，以手指沿大脚趾、次趾夹缝向上移压，压至能感觉到动脉，即是此穴，左右各一。	理气解郁，补气养血，镇静止痛。
天溪	属脾经，位于胸部外侧，前正中线旁开6寸，乳房轮廓外缘的肋骨边缘第四肋间隙处，左右各一。	丰胸按摩必采穴，可促进乳腺发达，丰盈胸部，缓解乳腺增生、乳房肿块等症状。
内关	属心包经，位于前臂正中，腕横纹上2寸，掌长肌腱与桡侧腕屈肌腱之间，左右各一。	保护心脏，宁心安神，理气止痛，可辅助治疗乳房胀痛、晕车、晕船等。
中府	属肺经，位于肩部，前正中线旁开6寸，锁骨外端下缘一横指宽处的凹陷中央，左右各一。	促进呼吸顺畅，对辅助治疗胸部疼痛、乳房胀痛、气急、呼吸困难有很好疗效。

步 骤

STEP 1
按揉太冲穴 ▶

STEP 2
按捏天溪穴 ◀

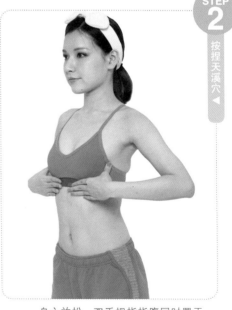

全身放松，取坐姿，左手拇指指腹覆在右脚太冲穴上，另外四指环住脚底，以略感疼痛的力度点按5秒钟，以局部感到酸胀为宜，然后松离。左右脚穴位交替按摩，各15次。

身心放松，双手拇指指腹同时置于天溪穴上，另外四指托住乳房，左右两边同时进行，反复按摩20次，以局部酸胀感向周围放射为宜。

STEP 3 轻按内关穴 ▶

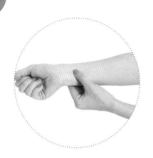

STEP 4 揉按中府穴 ◀

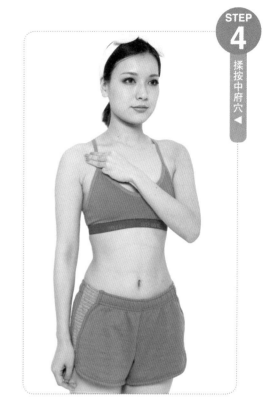

拇指指腹按压对侧内关穴，另外四指环住手臂，用略感疼痛的力度轻按5秒，然后松离，反复按摩20次，以酸胀感向周围发散为宜。左右手穴位交替按摩。

取站姿，肩部放松，左手的食指、中指、无名指并拢，覆于对侧中府穴上，呼气时用中指指腹点按5秒，吸气时松离，重复按摩15次。左右两侧穴位交替按摩。

按摩 TIPS

按摩时力度不宜过大，以个人能承受的力度为宜。

食物加分

- 遵循"低脂高纤"的饮食原则，多吃全麦食品、豆类及蔬菜，控制动物蛋白的摄入量，同时注意补充微量元素，如硒。
- 黄鱼、甲鱼、带鱼、海带等食物，含有丰富的微量元素，经常食用，有保护乳腺的作用。

❤ 养得好肾气，滚得好床单

张爱玲说过："在枕头上，还是两个人比一个好。"也对，与心爱的他情意缱绻，耳鬓厮磨，享受"性"致勃勃的愉悦，不仅完成生理上的所谓需求，还可以使得女性更加具有魅力。但是如若性欲减退，相伴而生的可不仅是对方的嫌弃与疏离，就连女性自己也会慢慢出现神色倦怠，甚至各种妇科疾病。这样的难言之隐，还是多多了解一下吧。

❋ 原因大起底

性欲减退的原因很多，年龄只是其中之一。从中医理论来说，人的性功能是和肾气有关的，"肾气"，是指肾精所化之气，它反映了肾的功能活动，并且伴随着年龄由盛至衰，年龄越大性功能越弱。若肾气不足，不仅影响性功能，还会早衰损寿，引发各种病症，对健康极为不利。肾气不足，或者是因为过早婚育而致；或者因为骤遇惊恐事件，损伤了肾气；还有现代白领工作压力大，忧思劳碌，耗伤心脾所致；诸此原因，不一而足。肾气是人身体的动力，肾气不足就会神疲乏力，气虚精亏就会出现性功能减退的症状。

【目标人群】性欲减退，夫妻生活不

和谐者。

【作　　用】放松身心，提升性欲。

【按摩目的】还性生活和谐，打造美

满婚姻。

【建议时间】

时间
9
分

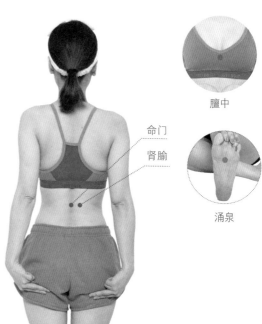

膻中

命门
肾俞

涌泉

取 穴	功 效
膻中	属任脉，位于胸部，前正中线上，两乳头连线的中点处。	活血通络，宽胸理气，有效缓解呼吸系统、消化系统病症。
命门	属督脉，位于腰部，第二腰椎棘突下凹陷中，指压时有强烈腰痛感。	改善性冷感，有效延缓衰老，推迟更年期。
肾腧	属膀胱经，位于腰背部，第二腰椎棘突下，左右旁开二指宽处。	促进人体荷尔蒙分泌，增强肾的生理功能，缓解经期疼痛。还可以提高人体免疫力，对高血压、腰痛、失眠也有一定的改善效果。
涌泉	属肾经首穴，位于脚底前部凹陷处，第二、三趾缝纹头端与脚跟连线的前三分之一处，左右各一。	散热解毒，升举阳气，强化肾脏、膀胱和大肠机能，排出体内多余的水分，改善足部血液循环，可辅助治疗闭经、痛经、便秘、小便不利等。

步 骤

STEP **1** 点按膻中穴 ▶

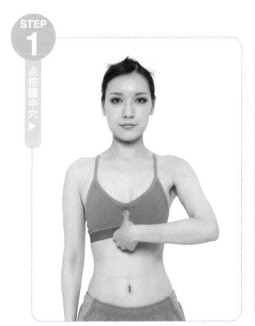

STEP **2** 按揉肾腧穴 ◀

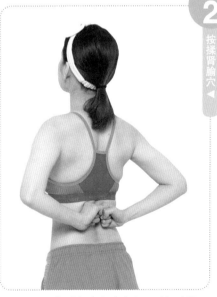

左手拇指指腹点按膻中穴，呼气时按揉5秒，吸气时松离，重复按摩30次，以酸胀感向胸部周围放射为宜。

双手握拳抵在肾腧穴上，呼气时用力按压穴位5秒钟，吸气时松离，重复按摩20次，以局部感觉发热为宜（此动作也可由他人协助完成）。

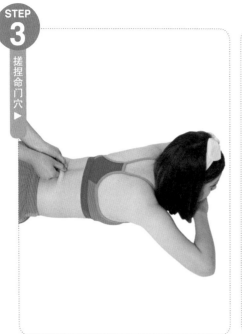

STEP 3

搓捏命门穴 ▶

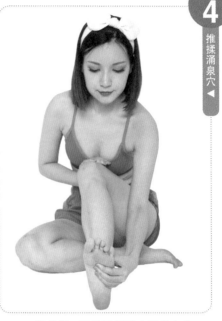

STEP 4

推揉涌泉穴 ◀

俯卧，全身放松，按摩者将双手搓热，然后用拇指搓捏背部命门穴，以局部感到酸胀为宜，持续按摩约1分钟。

取坐姿，双手四指贴在涌泉穴上，拇指环住脚，轻轻按揉左脚涌泉穴，力度由轻及重，然后再上下推揉脚心，推至脚心微微发热为宜，约2分钟。左右脚穴位交替按摩。

🖐 按摩 TIPS

- 以上介绍的所有穴位均可伴侣互按，按摩效果更佳。
- 按摩时要由轻及重，直至产生酸胀感。
- 按摩时，可以在手上抹些按摩油或婴儿油，不但能起到润滑的作用，还能增加性生活情趣，有助于提升性欲。

🍴 食物加分

经常食用猪肾、子母鸡、乌骨鸡、巧克力、蜂蜜等食物，对改善性功能，提高性欲有很好的效果。

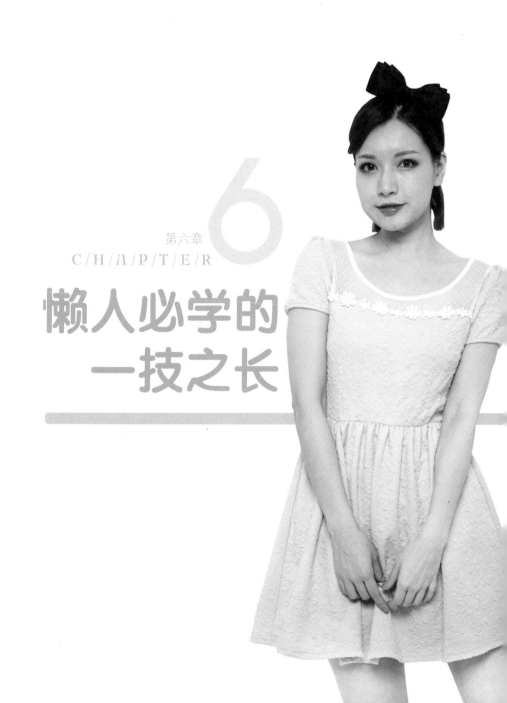

第六章
C/H/A/P/T/E/R

6

懒人必学的
一技之长

✿ 动一动，削肩玉颈好轻松

　　现在的上班族往往每天都要处理大量的事务，从早到晚一刻不得闲，而长时间的伏案工作所导致的颈背酸痛更是让上班族受尽困扰。其实，活动肩颈并不一定非要去健身房，在这里我就为大家介绍几个非常简单的动作，上网时间长了做一下，或者利用下午茶的时间做一下，不但能缓解疲劳，还能延缓肩颈老化的速度。试一下，你就会知道效果有多好。

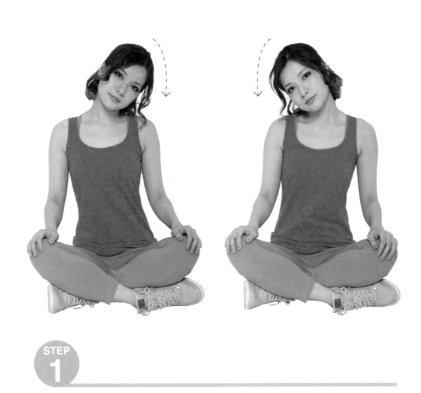

STEP 1

　　取坐姿，双手自然垂放在膝盖上，头先向左侧肩膀靠拢，然后向右侧肩膀靠拢，动作幅度不宜过大，持续约 1 分钟。

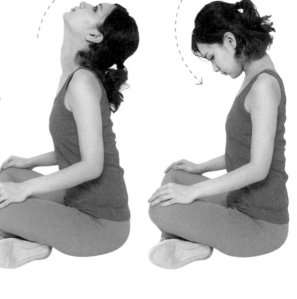

STEP 2

取坐姿，全身放松，头部用力往后仰，停留 5 秒再恢复初始动作，然后用力向前低头，停留 5 秒，如此交替动作 30 次。

STEP 3

取站姿，将双手向上举过头，手指交叉，掌心向上，将头仰起看向手背，保持 10 秒，再慢慢还原，坚持做 10 次。

STEP 4

取站姿，将双手置于两侧肩部，掌心向下，两臂先由后向前旋转 20 次，再由前向后旋转 20 次。

❀ 猫背伸展，促循环

对于平时不怎么做运动的姑娘，尤其是朝九晚五的白领来说，在办公桌前对着电脑显示屏，一坐就是一整天，晚上入睡前，腰酸背疼、肩膀僵硬、双腿浮肿。不妨学习以下几招，每天只需五分钟，猫背伸展，全身筋络就会得到有效拉伸。这几节运动只要站立就可以完成，而且不限地点，快来试试吧。

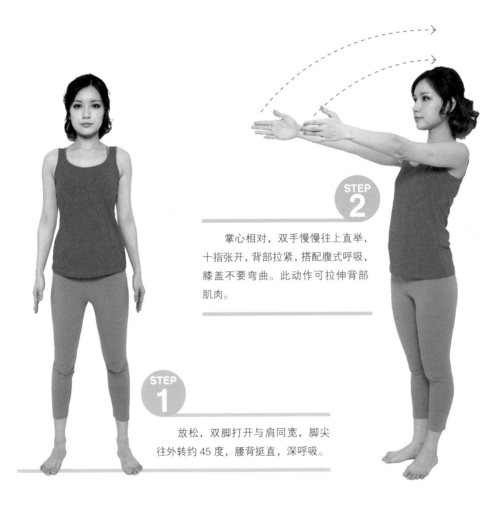

STEP 2

掌心相对，双手慢慢往上直举，十指张开，背部拉紧，搭配腹式呼吸，膝盖不要弯曲。此动作可拉伸背部肌肉。

STEP 1

放松，双脚打开与肩同宽，脚尖往外转约45度，腰背挺直，深呼吸。

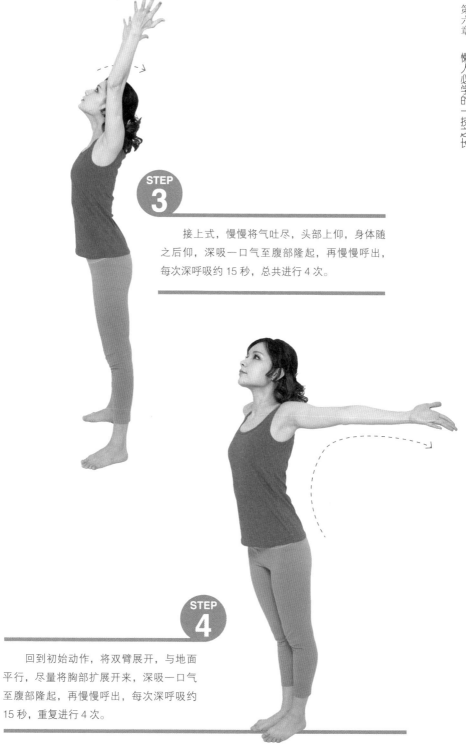

STEP 3

　　接上式，慢慢将气吐尽，头部上仰，身体随之后仰，深吸一口气至腹部隆起，再慢慢呼出，每次深呼吸约 15 秒，总共进行 4 次。

STEP 4

　　回到初始动作，将双臂展开，与地面平行，尽量将胸部扩展开来，深吸一口气至腹部隆起，再慢慢呼出，每次深呼吸约 15 秒，重复进行 4 次。

✿ 手画半圆消副乳

　　不少女性在香肩腋下，不知不觉堆积出一块多余的组织。只要你穿吊带或香肩礼服，这两团赘肉就会完全暴露，既难看又尴尬，而且不管怎样都消除不了。根据相关调查，每 4 名女性就有一人受到"副乳"问题的困扰。接下来要教你的运动，能够很有效地消除这两块恼人的小肉肉。通过推、捏的按摩技巧，坚持一段时间后，"副乳"就可以慢慢消除。

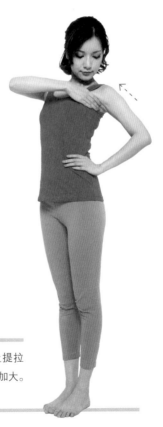

STEP 1

　　站直，右手以适当的力量反复向上提拉左侧"副乳"，每次提拉 30 下，力度慢慢加大。左右侧腋下交替按摩。

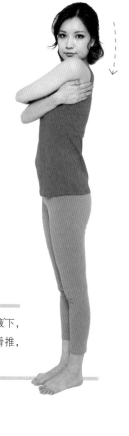

STEP 2

　　取坐姿或站姿，将右手掌伸至左腋下，尽量将左后背赘肉和"副乳"往胸部滑推，持续约 1 分钟，然后换右侧继续按摩。

STEP 3

　　抬起左手臂，右手虎口卡住手臂，从肘关节一直向下推至胸部，反复 30 次，然后换右侧继续按摩。

✿ 仰卧多姿，光彩照人

　　女孩子身体的许多变化都是内分泌系统在悄悄地起作用，人体的内分泌系统非常神奇，既看不见又摸不着，但其实就在我们的眼皮底下，悄悄地发生着各种化学变化。内分泌的变化，可能让你光彩照人，还可能让你面容枯槁，更可能会加速衰老进程。保养要趁早，切莫等到内分泌失调后再亡羊补牢。改善内分泌，也可以先从尝试一些基本的小运动开始。

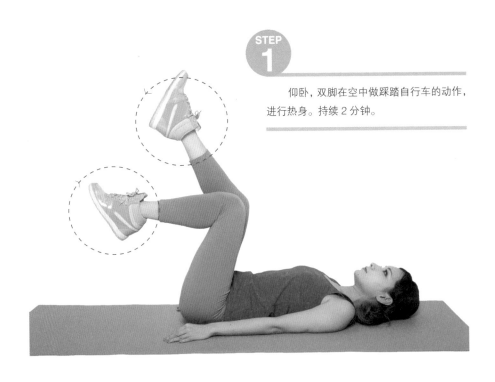

STEP 1

　　仰卧，双脚在空中做踩踏自行车的动作，进行热身。持续 2 分钟。

STEP 2

以俯卧撑姿势做好准备动作，双脚分开与肩同宽，用手臂的力量撑住身体，曲腿使膝盖触地，同时将小腿尽量向上曲起，弯曲手臂向下做俯卧撑，头部到膝盖保持在同一直线上，反复 20 次。

STEP 3

取坐姿，左腿在体前弯曲呈 90 度，将左手放在地面，右手扶住腰部。身体稍向前倾，抬头挺胸，将左脚向上抬起，尽量使腿部与地面平行，然后慢慢放下，反复 20 次后换至另一侧。

STEP 4

仰卧，右腿伸直，左腿弯曲呈 90 度，左小腿与地面平行，脚尖绷紧，同时将肩部抬离地面，双手手指交叉并抱住左膝盖，坚持 10 秒，然后换对侧，反复 20 次。

❋ 纤腰收腹不能等

不知从什么时候开始，腰腹间多了一圈令人不知所措的赘肉，有了它，我们不得不对包身裙、露脐装敬而远之。每天敲打带脉，可以加速腰腹脂肪代谢。此外，简单的伸展运动就能消除赘肉。美丽不能等，试试下面这些简单、轻松、有效的收腹妙法吧。用三小节的运动，换一个平坦的腰腹，超值！

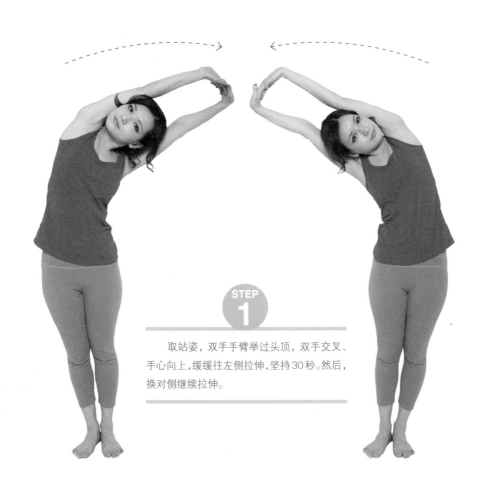

STEP 1

取站姿，双手手臂举过头顶，双手交叉、手心向上，缓缓往左侧拉伸，坚持30秒。然后，换对侧继续拉伸。

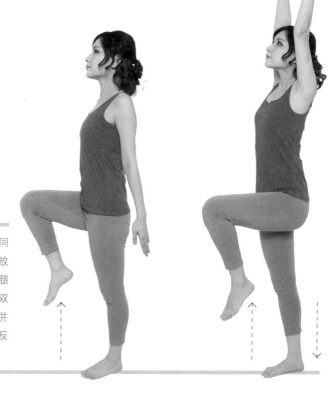

STEP 2

　　取站姿，双脚打开与肩同宽，膝盖稍稍弯曲，双手分别放在体侧。抬右膝与臀同高，右腿与地面平行，左脚向上跳跃，双臂随之举到顶，落地时，两脚并拢，恢复站姿。然后换对侧，反复30次。

STEP 3

　　接上式，收腹，身体压向左手，抬起臀部离开地面，用左手与左膝盖支撑身体重量，右腿伸直，右臂举过头顶，右手、右胯、右脚在同一条直线上，坚持20秒，换对侧重复动作。

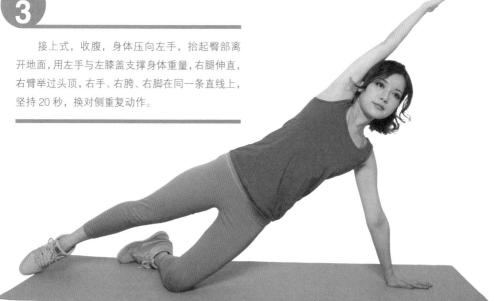

✱ 变身美背俏佳人

夏季一到，冬天积攒下来的赘肉就会变得无处可逃，而对于爱穿露背装的MM来说，背后的一大堆肉肉足以破坏整体效果。背部肉肉多的女孩子很苦恼，就是因为"老虎背"，明明可以穿小一码的衣服，却不得不加大一码才能塞进。背部是很难运动到的部位，什么样的背部运动又省力又有效呢？以下为大家推荐的小运动，在家里就可以完成，每天坚持五分钟，你就可以将背影变成迷人杀手锏。

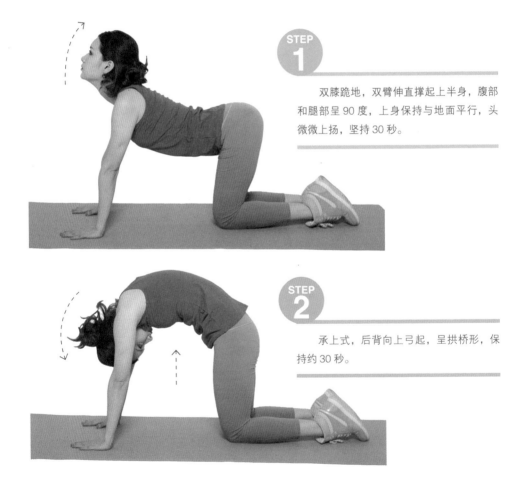

STEP 1

双膝跪地，双臂伸直撑起上半身，腹部和腿部呈90度，上身保持与地面平行，头微微上扬，坚持30秒。

STEP 2

承上式，后背向上弓起，呈拱桥形，保持约30秒。

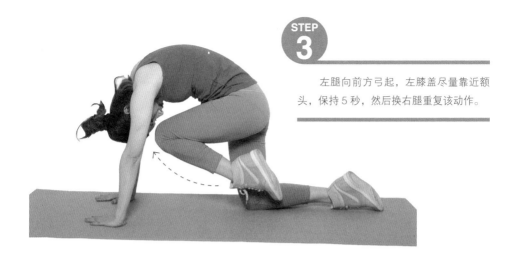

STEP 3

左腿向前方弓起，左膝盖尽量靠近额头，保持 5 秒，然后换右腿重复该动作。

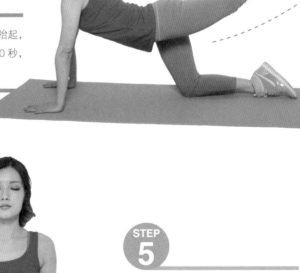

STEP 4

接着，左腿向后上方伸直抬起，尽量将重心移至双臂，保持 10 秒，然后换右腿重复该动作。

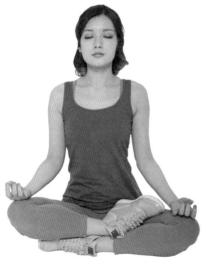

STEP 5

端坐，均匀调整呼吸，放松。

149 >

❋ 大象腿终结术

　　盛夏到喽！又到了妹子们大秀美腿的季节了，大腿如果有赘肉堆积的话，那则是毫无疑问的减分项。眼看着别人都在绽放美丽，你却只能因为自己的大象腿叹气。如果放任自己的赘肉不管，那么腿部线条可是分分钟被毁掉。别着急，在这一节为大家介绍的就是减少大腿赘肉的方法，五个动作，让你不用再为大腿的赘肉发愁。

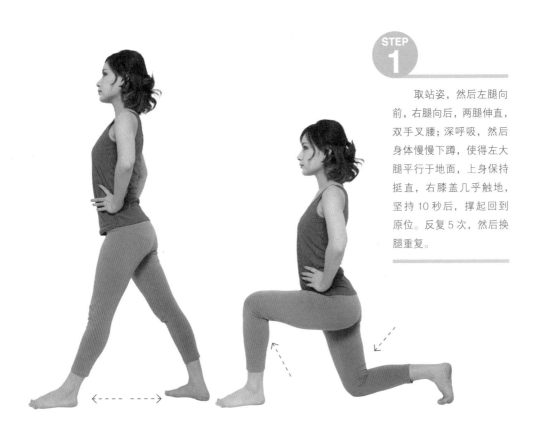

STEP 1

　　取站姿，然后左腿向前，右腿向后，两腿伸直，双手叉腰；深呼吸，然后身体慢慢下蹲，使得左大腿平行于地面，上身保持挺直，右膝盖几乎触地，坚持 10 秒后，撑起回到原位。反复 5 次，然后换腿重复。

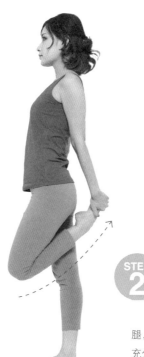

STEP 2

　　双腿并拢站立，左腿屈膝，向后跷起小腿，用左手扶着绷直的脚掌，脚跟向臀部贴近，充分刺激大腿的肌肉。

STEP 3

　　仰卧，双手自然放在体侧，慢慢向上抬起双脚，脚心向上，双腿尽量绷直，坚持1分钟。

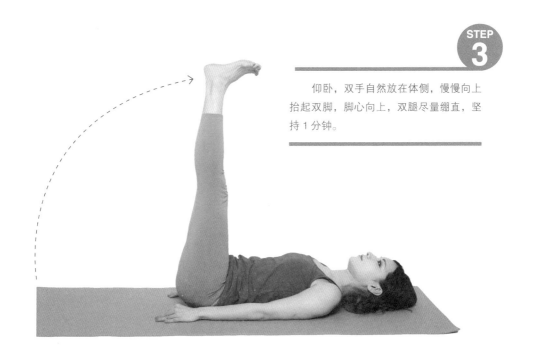

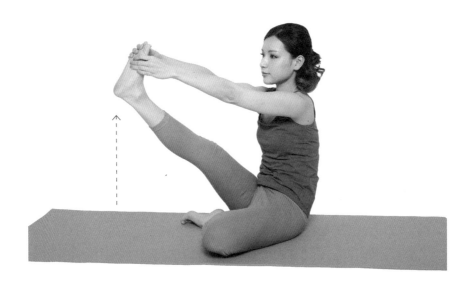

STEP

4

　　取坐姿，左腿弯曲，使得小腿紧贴大腿，双手扶住右脚掌，并慢慢向天花板方向抬起，期间保持脊柱挺直，坚持 10 秒后，换对侧重复该动作，反复 10 次。

STEP 5

取坐姿，右腿屈膝盘坐，左脚踏在右脚腕上，上身微后倾，双臂撑地，左臀稍稍抬起离地，用左脚后跟顺着小腿内侧，一直轻擦至膝盖，反复30次，然后换对侧重复该动作。

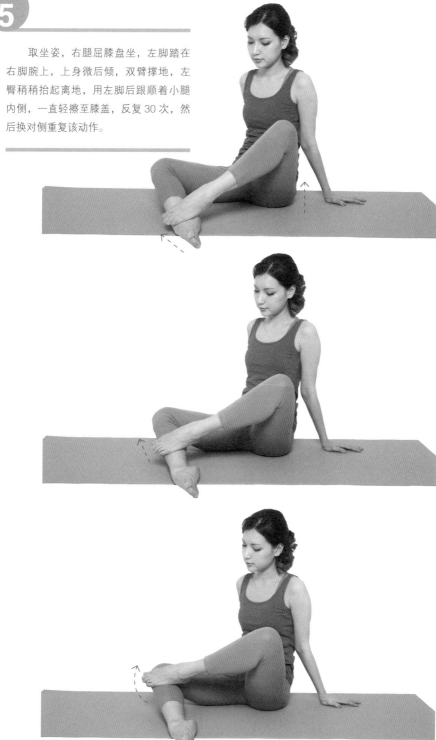

晨练被窝减肥操

　　你是不是每天早上伴着反复关闹钟的节奏睁开眼？是不是常常因为不能睡到自然醒就各种起床气？繁忙的工作使得自然醒的睡眠成为奢侈，休息不好还会影响一整天的工作状态。其实晨练不一定非要穿戴整齐走到室外，早起后在床上做晨练，不但能舒展筋骨，还能保证一天的好状态。试试下面为大家推荐的动作，在减肥的过程中，让你更加舒适地度过早上这珍贵的时刻。

STEP
1

　　在床上取坐姿，挺直上身，双腿并拢绷直后缓缓抬起，与地面呈 45 度，上半身向前、向上抬起，与床面呈 30 度，双臂举起与床面尽量平行，保持30 秒。

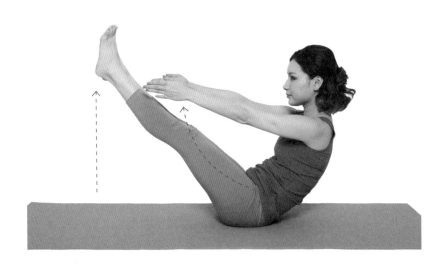

STEP 2

　　端坐，两脚掌紧贴，双腿朝外，屈膝下压，使得腿部关节得以拉伸，双臂伸直扶住双脚，上身挺直，收紧腰腹，目视前方，坚持 1 分钟。

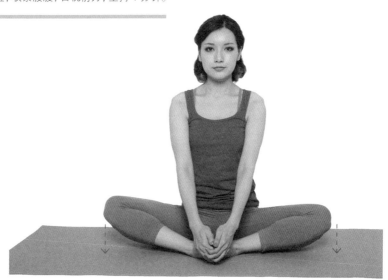

STEP 3

　　在床上取坐姿，两腿屈膝下压，平举双臂，慢慢俯身向前，手掌贴地，坚持 1 分钟。

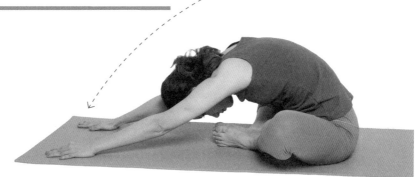

STEP
4

仰卧，使头部、肩膀、腰部、臀部，以及腿部下侧肌肉与床贴合，然后屈左膝，小腿与大腿收拢在胸前，双手抱住小腿。

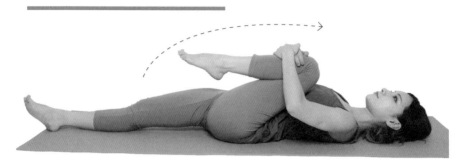

STEP
5

接着，屈右膝，使得右腿小腿与大腿紧贴，双手抱住双腿，臀部慢慢离地，后腰保持紧贴地面的状态，坚持1分钟后，松开双手，恢复平躺姿势。

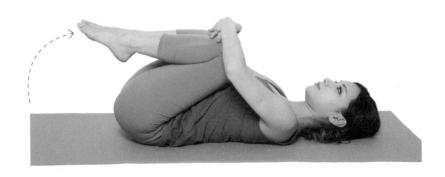

睡前减脂更好眠

　　不管是上班族还是学生党，很多女孩子常苦于白天没有时间做运动，在白天总有处理不完的事，其实，晚上是非常好的一个锻炼时间，利用晚上睡前的时间给脸部做一个保养，在敷面膜的同时做些睡前运动是非常好的选择。下面为大家推荐的几个"黄昏练"动作，只需要睡前抽出 5 分钟的时间练习即可，不需要任何运动器械，躺在床上就可以完成。几个动作下来，不但可以使忙碌了一天的身体得到很好的舒展，还能减除脂肪，更能提高睡眠质量。

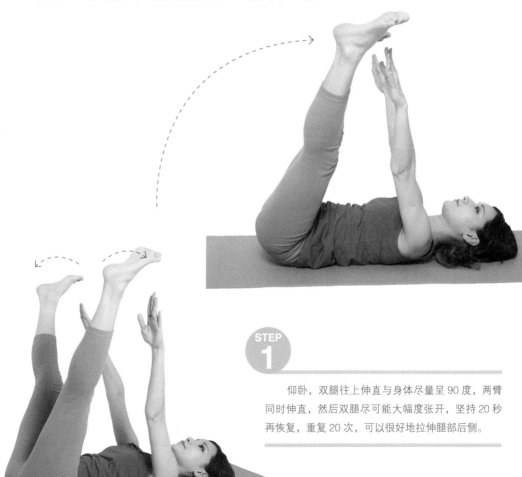

STEP 1

　　仰卧，双腿往上伸直与身体尽量呈 90 度，两臂同时伸直，然后双腿尽可能大幅度张开，坚持 20 秒再恢复，重复 20 次，可以很好地拉伸腿部后侧。

双膝并拢，跪坐在床上，上半身慢慢前倾，使得胸腹部贴住腿部，臀部翘起，下巴贴床。双臂在背部紧握，尽量向上伸直，呼吸平缓，保持 20 秒。

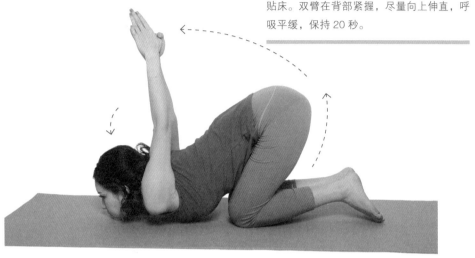

仰卧，抬起双腿与身体呈 90 度，伸直脚背，脚尖指向天花板，双脚做交叉动作，反复 20 次。

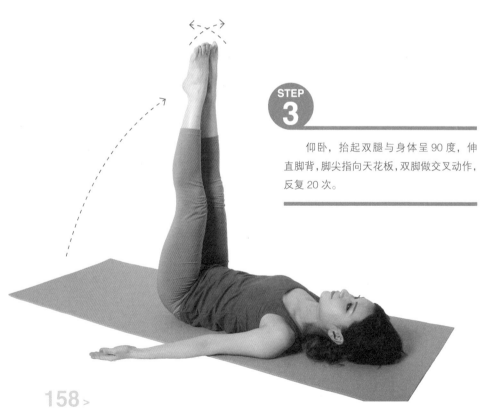

plank，正在进行时

最近微博上、朋友圈、闺密坊都在流行 plank，它是拜日式的一个动作，同时也是普拉提运动中一个经典动作。这种平板支撑动作当下非常火，不仅让白领一族乐此不疲，连很多明星都在练习。

在健身界，plank 是公认的最能锻炼腹横肌的动作，当然对于腰腹肉肉多的美眉来说，也有燃脂塑形的作用，每天坚持五分钟，就能有效收腹减肚腩。下面为你分步解说平板支撑动作，让你轻松瘦腰，马甲线立现。

STEP 1

取俯卧姿势，双肘弯曲支撑住身体，双脚踩地，尽量使得头部、肩部、臀部、脚跟处于同一平面且与地面平行。过程中腰腹紧收，脊椎挺直，保持均匀的呼吸节奏。坚持 1 分钟，也可从 30 秒开始慢慢延长时间。

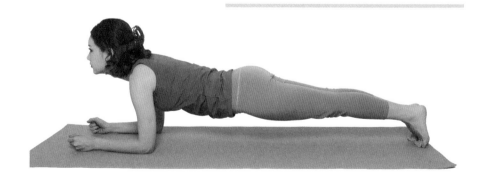

STEP 2

继续取俯卧姿势，用脚趾和弯曲的前臂支撑体重。在这一基础上加大难度，变换动作，过程中要保持身体挺直，并尽可能增加动作的时长。然后，慢慢抬起左腿，上身保持动作不变，坚持1分钟，换右腿重复动作。

STEP 3

恢复起始俯卧姿势后，慢慢抬起左臂，臀部与脚跟尽量保持在同一直线上，坚持1分钟，然后换右臂。也可同时抬高左臂和右腿，右臂伸直，右手手掌和左脚脚尖支撑身体，坚持1分钟，然后换对侧重复动作。

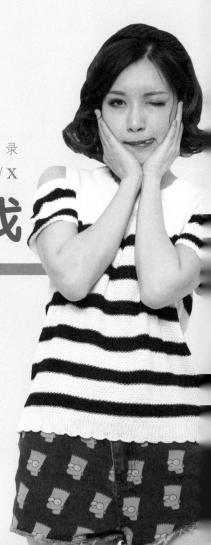

附 录

/A/P/P/E/N/D/I/X

加快减肥步伐

🍒 7日塑身沙拉食谱

　　找对了减肥方法，饮食上再略加节制，想不瘦也难啊！瘦身饮食除卡路里数值低以外，还特别健康，长期坚持，由内而外焕发健康美丽，这不正是美眉们最大的追求吗？

　　7日饮食瘦身法源自国际上流行的"分食法"：蛋白质食物和碳水化合物食物分开吃，这样，这两种食物就不会合成脂肪，坚持7天，你会发现不仅身材日渐苗条，皮肤也变得更加细腻光滑。

🍮 每天都要做

　　1.不光每天都要吃水果，还要吃不同种类的水果，以补充身体所需的营养元素。例如，猕猴桃含有丰富的维生素，火龙果含有丰富的果肉纤维和胡萝卜素。

　　2.多喝水，每天要喝八杯水。不但清肠胃，还能排毒养颜。

　　3.坚持穴位按摩，不要把这当作一种负担，它是一个很好的生活习惯，坚持每天都要做，好身材才会捏出来。

🍴 沙拉代替晚餐

　　你爱吃沙拉吗？你知道吃沙拉可以减肥吗？对想要减肥的人而言，吃沙拉可是个聪明的选择，因为满满一盘沙拉的热量也不及一碗米饭热量的三分之一。选择用沙拉代替晚餐，不仅省时、方便，还美味、爽口。沙拉的品种多种多样，配菜和配料可根据个人的口味进行选择，你不会觉得单调，更不会觉得厌烦，快来尝试一下厨房界的"光明料理"吧！

这里一定要提醒姐妹们的是：沙拉健康又减肥，但沙拉酱可是导致肥胖的罪魁祸首之一！沙拉酱的热量远远高于沙拉中的配菜的热量。大家可以选择酸奶做沙拉酱，也可以选择自己喜欢的调料品。比如白醋和柠檬汁，不仅能提味，还兼具美容效果哦！

😋 捏捏 + 饮食 = 好习惯

坚持"捏捏瘦身攻略"旨在改善你的生活习惯，自己的日常作息乃至饮食习惯都逐渐地健康起来，可如果你只记得捏捏，而平日饮食还是大碗吃肉大口喝酒，那么，想要获得好的身材光靠"捏捏减肥法"是远远不够的，不暴饮暴食，也不能因为贪图减肥速度而无节制地节食，只有坚持好的生活习惯，才不用担心反弹，这样的节奏才踏实。

👆 饮食 TIPS

1. 尽量避免使用炸、煎、熏、烤、烘培方法烹制食物，用水煮或蒸替代煎炸。

2. 避免吃含任何食品添加剂的食品，薯片啊、汉堡之类的咱们就戒了吧，过个嘴瘾，长了肉肉可就得不偿失了。

3. 免吃辛辣、刺激调味料（如辣椒、咖喱、芥末、沙茶酱、胡椒粉），火锅、麻辣香锅这样的辛辣、刺激性食物也要能免就免，每周不可超过一次。

4. 每餐只吃六分饱，慢慢地，饭量就会变小。

5. 饭后半小时不宜坐着，建议饭后散步 30 分钟，也可以选择对应的穴位轻轻捏一下，以促进肠胃消化。

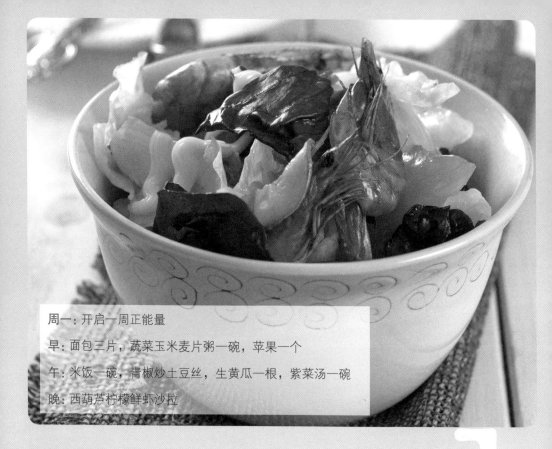

周一：开启一周正能量

早：面包三片，蔬菜玉米麦片粥一碗，苹果一个

午：米饭一碗，青椒炒土豆丝，生黄瓜一根，紫菜汤一碗

晚：西葫芦柠檬鲜虾沙拉

1

沙拉做法

主料：西葫芦 200g，鲜虾 10 个，沙拉蔬菜 50g

辅料：酸奶油适量，柠檬汁适量，第戎芥末酱适量，盐适量，黑胡椒适量

1. 将西葫芦切片，锅热后将西葫芦放进锅中，炒至变软；

2. 在烤盘上刷油，将处理好的鲜虾煎 5 分钟左右即可；

3. 柠檬汁加入酸奶油、第戎芥末酱、盐、黑胡椒及一勺温水，搅匀，即为沙拉汁；

4. 在沙拉碗里放入煎好的西葫芦、虾和沙拉蔬菜，调入沙拉汁即可享用。

沙拉 TIPS

1. 沙拉蔬菜包括菠菜叶子、莴苣、生菜等，可以根据自己的喜好搭配。

2. 西葫芦含丰富的维生素，能改善肤色，补充肌肤的养分，提亮暗沉肤色。

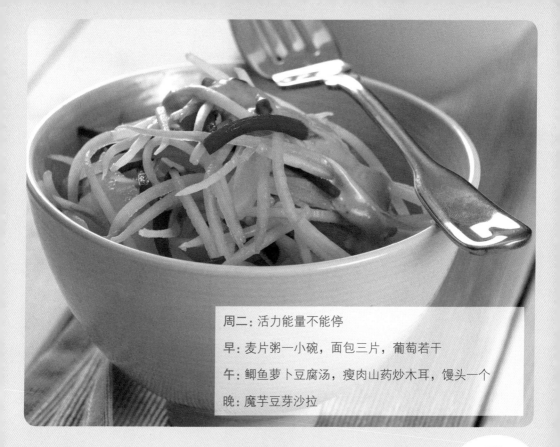

周二：活力能量不能停

早：麦片粥一小碗，面包三片，葡萄若干

午：鲫鱼萝卜豆腐汤，瘦肉山药炒木耳，馒头一个

晚：魔芋豆芽沙拉

沙拉做法

主料：魔芋 200g，豆芽 100g，黄瓜 100g，红辣椒 50g

辅料：韩式辣椒酱适量，可乐适量，醋适量，蒜泥适量，白糖适量

1. 将洗净后的魔芋切细条，豆芽掐去尾部放在沸水中煮熟，取出放凉待用；

2. 将黄瓜、红辣椒切细丝；

3. 将韩式辣椒酱、可乐、醋、蒜泥和白糖调成沙拉酱；

4. 将备好的魔芋、豆芽、黄瓜丝和红辣椒丝放在沙拉碗中，用调好的沙拉酱拌匀即可食用。

沙拉 TIPS

1. 煮豆芽时宜加盖煮，可有效去除豆芽的腥味。煮的时间不宜过长，5 分钟左右即可。

2. 魔芋味道鲜美，口感宜人，而且有减肥、提高机体免疫力等功效。

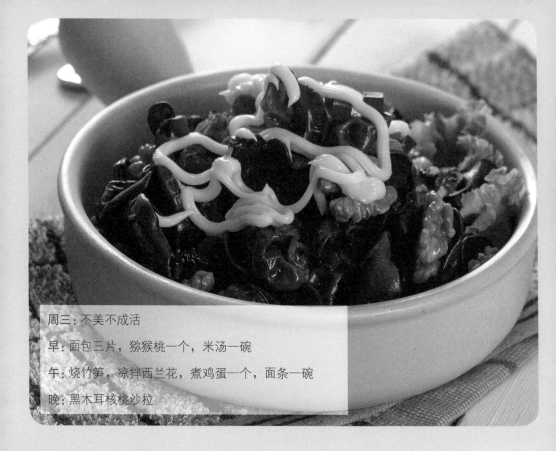

周三: 不美不成活

早: 面包三片, 猕猴桃一个, 米汤一碗

午: 烧竹笋, 凉拌西兰花, 煮鸡蛋一个, 面条一碗

晚: 黑木耳核桃沙拉

🍴 沙拉做法

主料: 核桃仁 200g, 黑木耳 100g, 葡萄干 50g, 生菜叶 50g

辅料: 柠檬汁适量, 蜂蜜适量, 盐适量, 红彩椒碎适量

1. 核桃仁掰成小块, 黑木耳泡发后热水焯熟;

2. 将洗净后的生菜叶撕成小块, 铺在沙拉碗底;

3. 将核桃、黑木耳和葡萄干放在生菜叶子上;

4. 淋上混合后的柠檬汁、蜂蜜、盐和红彩椒碎即可。

3

⏱ 沙拉 TIPS

1. 过早地把沙拉汁淋在核桃上, 容易使其受潮变软, 影响口感, 在食用前淋沙拉汁即可。

2. 黑木耳可以补气益智, 润肺补脑, 具有活血、止血之功效。

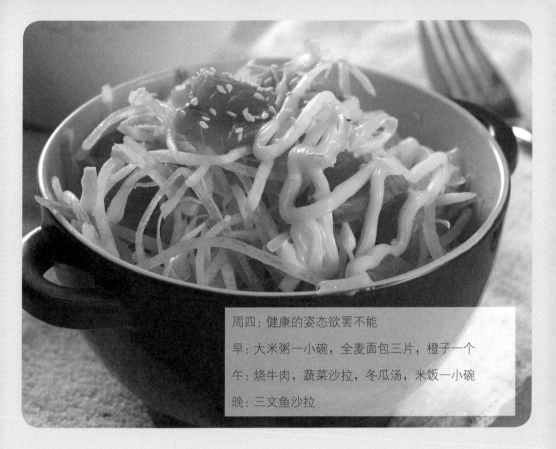

周四：健康的姿态欲罢不能

早：大米粥一小碗，全麦面包三片，橙子一个

午：烧牛肉，蔬菜沙拉，冬瓜汤，米饭一小碗

晚：三文鱼沙拉

沙拉做法

主料：新鲜三文鱼 200g，白萝卜 100g，胡萝卜 100g，卷心菜 50g，姜 50g，熟芝麻 50g

辅料：日本酱油适量，清酒适量，糖适量，寿司醋适量

1. 三文鱼用厨房纸吸干水分，切薄片备用；

2. 将姜片剁蓉，加日本酱油、清酒、糖拌匀，用保鲜膜包好，放入冰箱腌渍 30 分钟；

3. 把白萝卜和胡萝卜擦成细丝，卷心菜切细丝，放入碗中用寿司醋拌匀；

4. 将腌渍好的鱼片取出，放在搅拌好的蔬菜丝上，撒上熟芝麻即可。

沙拉 TIPS

1. 三文鱼中含有丰富的不饱和脂肪酸，能有效降低血脂和血胆固醇，防治心血管疾病。

2. 白萝卜具有清热生津、凉血、止血、促进消化、开胃健脾、顺气化痰的功效。

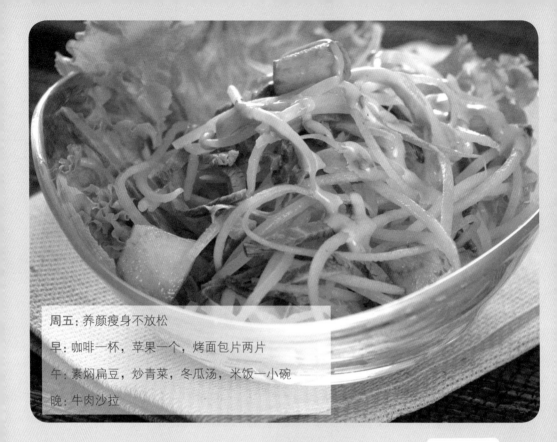

周五：养颜瘦身不放松

早：咖啡一杯，苹果一个，烤面包片两片

午：素焖扁豆，炒青菜，冬瓜汤，米饭一小碗

晚：牛肉沙拉

🍴 沙拉做法

5

主料：瘦牛肉 500g，生菜 50g，黄瓜 100g，豆芽 50g，大蒜 50g

辅料：青柠汁适量，橄榄油适量，泰式甜辣酱适量

1. 将牛肉切细丝，大蒜去皮拍碎；

2. 锅中倒入食用油，煸炒大蒜至金黄色，倒入牛肉快速翻炒，牛肉断生后盛出待用；

3. 生菜、黄瓜切丝，豆芽择去尾部备用；

4. 将蔬菜拌好后铺在盘子上，将炒好的牛肉放在蔬菜上；

5. 混合青柠汁、橄榄油和泰式甜辣酱成调味汁，淋在牛肉和蔬菜上即可。

🖐 沙拉 TIPS

牛肉含有丰富的蛋白质，能提高机体抗病能力，对人体有一定的补益作用。

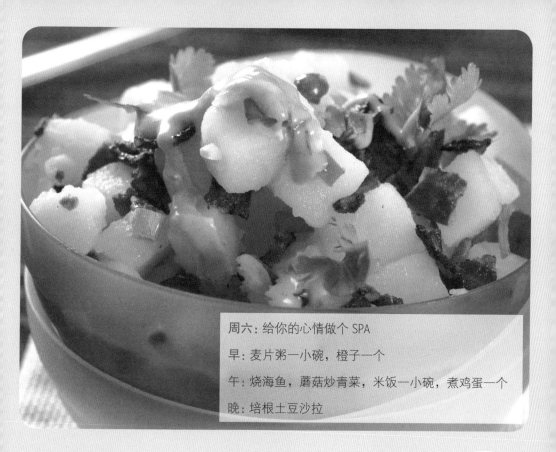

周六：给你的心情做个 SPA

早：麦片粥一小碗，橙子一个

午：烧海鱼，蘑菇炒青菜，米饭一小碗，煮鸡蛋一个

晚：培根土豆沙拉

🍴 沙拉做法

6

主料：土豆 200g，培根 100g，香葱、香菜、花生碎各 50g

辅料：混合橄榄油适量，柠檬汁适量，糖适量，盐适量，黑胡椒适量

1. 将土豆煮 8 ~ 10 分钟，煮至变软之后，滤干水放凉，切成小块；

2. 将培根切成细条，用不粘锅煎至焦脆，用厨房纸吸去表面油分；

3. 香葱、香菜切碎，将橄榄油、柠檬汁、糖、盐和黑胡椒混合调匀成沙拉汁；

4. 把土豆、培根、香葱和香菜放在沙拉碗里，用沙拉汁拌匀，最后撒上花生碎即可。

💡 沙拉 TIPS

1. 培根含有丰富的脂肪、胆固醇和碳水化合物，少放为妙。

2. 土豆脂肪含量低，还含有丰富的膳食纤维，能使人产生饱腹感，有助于减轻体重。

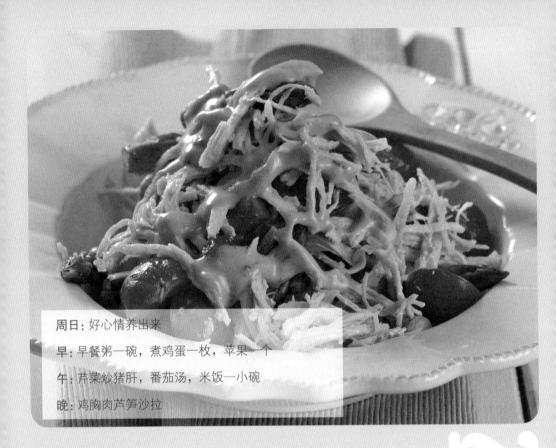

周日：好心情养出来

早：早餐粥一碗，煮鸡蛋一枚，苹果一个

午：芹菜炒猪肝，番茄汤，米饭一小碗

晚：鸡胸肉芦笋沙拉

🍴 沙拉做法

主料：芦笋 200g，去皮鸡胸 100g，樱桃、小番茄各 50g

辅料：盐适量，黑胡椒适量，蜂蜜适量，柠檬汁适量，橄榄油适量，蒜末适量

1. 去皮鸡胸肉洗净，用厨房纸吸去表面水分，用盐、黑胡椒、蜂蜜腌渍 10 分钟，放进烤盘烤 20 分钟，并不断翻动使之受热均匀，直至两面呈金黄色，待凉后切薄片或者用手撕成细条；

2. 将芦笋氽烫 2 分钟后，捞出过凉，切小段，樱桃、小番茄对半切开，大蒜切碎；

3. 将柠檬汁、橄榄油、蒜末、盐和黑胡椒混合均匀后淋在准备好的食材上。

🕯 沙拉 TIPS

1. 鸡胸肉去皮之后热量会大大降低，不用担心会因此发胖。

2. 芦笋含有较高的蛋白质和较低的热量，还含有丰富的维生素，能增进食欲，帮助消化。

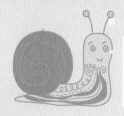

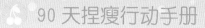

90 天捏瘦行动手册（第一阶段）

1	2	3	4	5
6	7	8	9	10
11	12	13	14	15
16	17	18	19	20
21	22	23	24	25
26	27	28	29	30

如果真心想瘦，身上除了骨头，
没有哪块肉是掉不下去的！

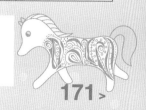

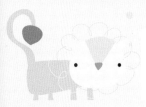

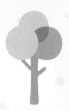

31	32	33	34	35
36	37	38	39	40
41	42	43	44	45
46	47	48	49	50
51	52	53	54	55
56	57	58	59	60

穷途末路都要瘦，不极度掉肉不痛快，
发会雪白，土会掩埋，信念不摇摆！

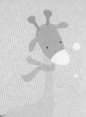

61	62	63	64	65
66	67	68	69	70
71	72	73	74	75
76	77	78	79	80
81	82	83	84	85
86	87	88	89	90

荣誉是过去的，金钱是身外的，
只有苗条健康才是属于自己的。

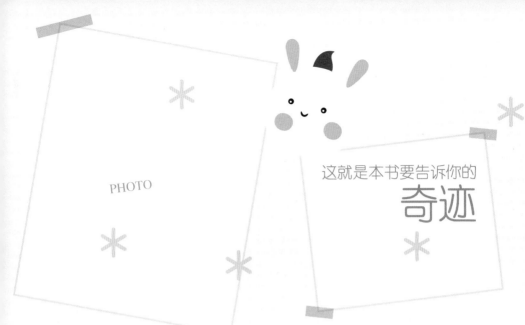

PHOTO

这就是本书要告诉你的

奇迹

	现在	
身高		cm
体重		kg
体脂肪率		%
头颈围		cm
上胸围		cm
下胸围		cm
腰围		cm
臀围		cm
大腿围		cm
小腿围		cm
脚腕		cm
上臂围		cm

图书在版编目(CIP)数据

捏捏就能瘦／莫雨平著. —南京：江苏凤凰科学技术
出版社，2014.7
ISBN 978-7-5537-3256-5

Ⅰ.①捏… Ⅱ.①莫… Ⅲ.①女性-减肥-基本知识
Ⅳ.①R161

中国版本图书馆CIP数据核字(2014)第110131号

捏捏就能瘦

著　　　者	莫雨平	
责 任 编 辑	孙连民	
项 目 策 划	安雅宁	
策 划 编 辑	赵　娅	
特 约 编 辑	卢　晶	
责 任 校 对	郭慧红	
版 面 设 计	李　亚	

出 版 发 行	凤凰出版传媒股份有限公司
	江苏凤凰科学技术出版社
出版社地址	南京市湖南路1号A楼　邮编：210009
出版社网址	http://www.pspress.cn
经　　　销	凤凰出版传媒股份有限公司
印　　　刷	北京市雅迪彩色印刷有限公司

开　　　本	700mm×1000mm　1/16
印　　　张	11
字　　　数	160千字
版　　　次	2014年7月第1版
印　　　次	2014年7月第1次印刷

标 准 书 号	ISBN 978-7-5537-3256-5
定　　　价	36.00元

图书如有印装质量问题，可随时向我社出版科调换。